어르신 기억력 강화를 위한

색칠공부

옛추억

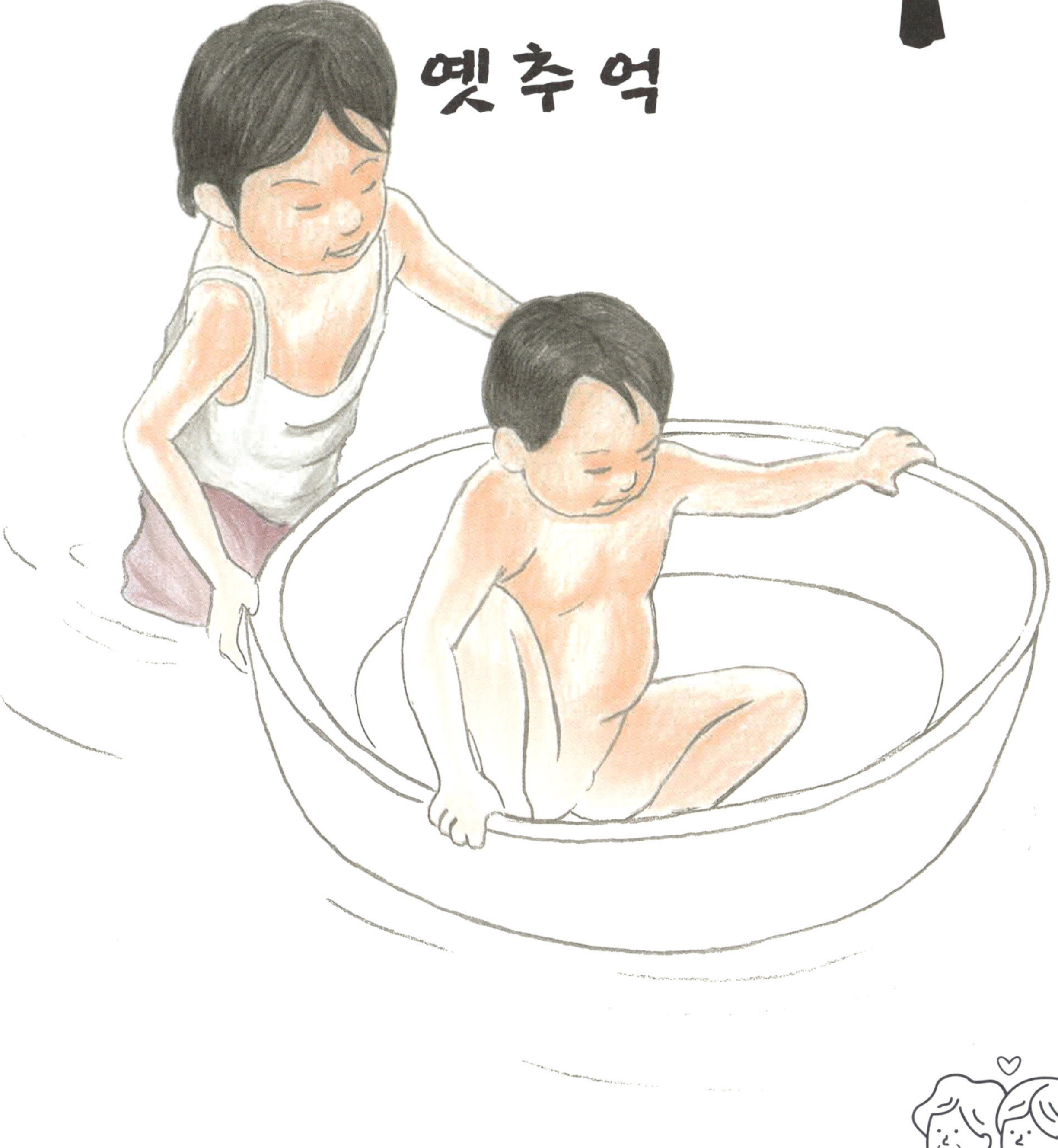

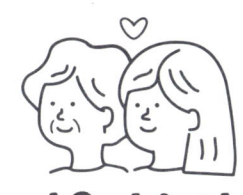
지오마노아

목차

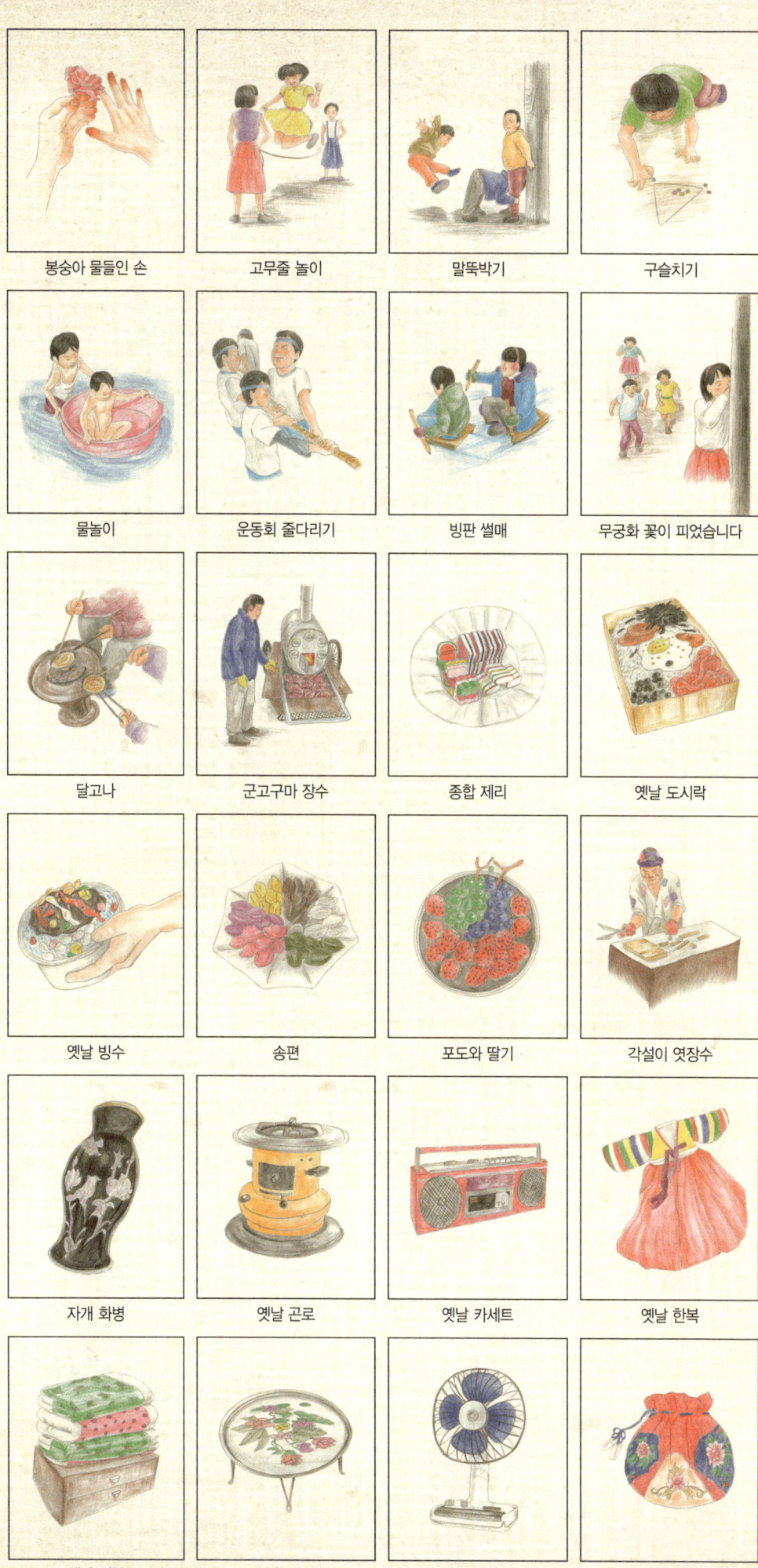

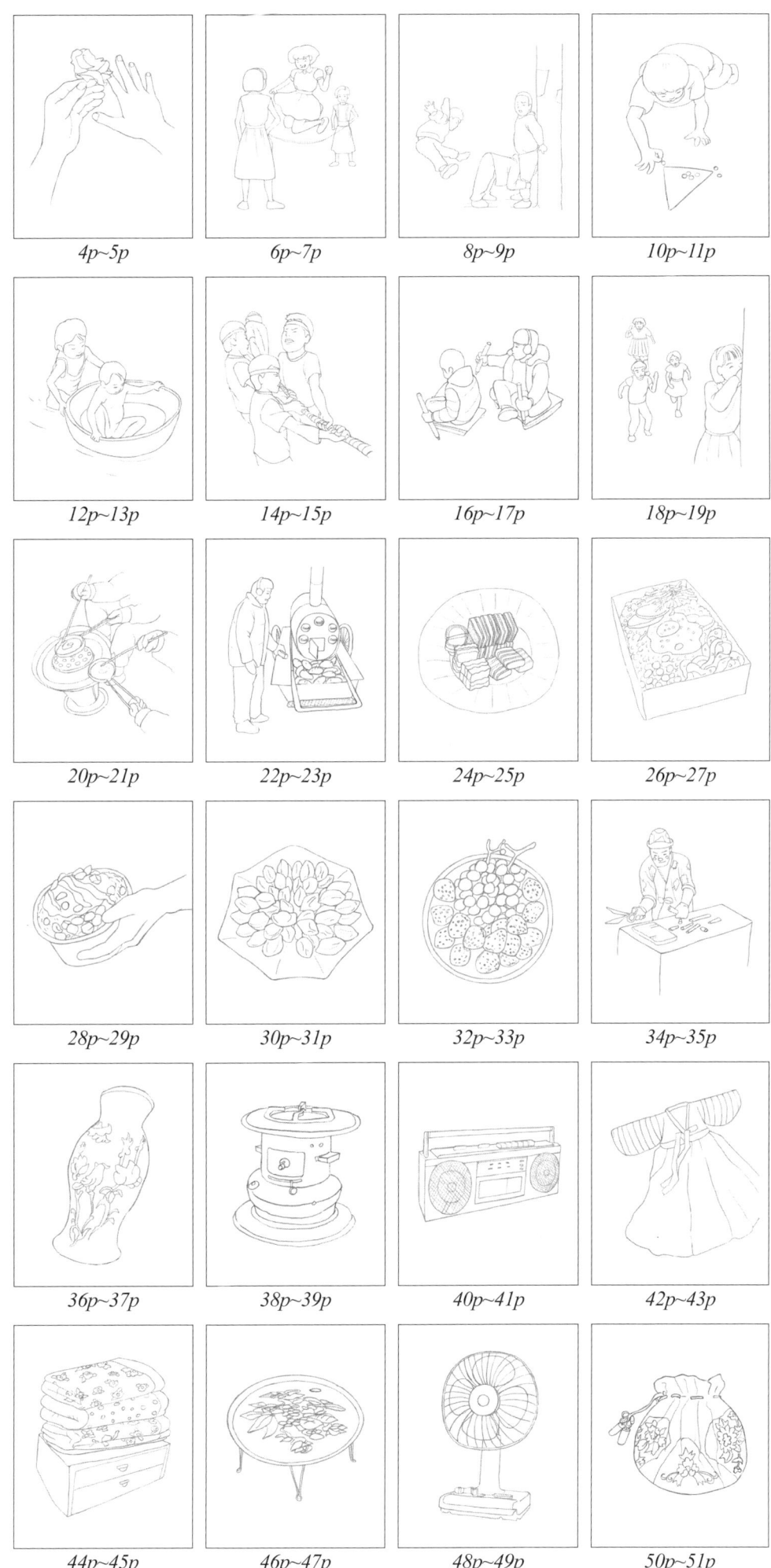

4p~5p   6p~7p   8p~9p   10p~11p
12p~13p 14p~15p 16p~17p 18p~19p
20p~21p 22p~23p 24p~25p 26p~27p
28p~29p 30p~31p 32p~33p 34p~35p
36p~37p 38p~39p 40p~41p 42p~43p
44p~45p 46p~47p 48p~49p 50p~51p

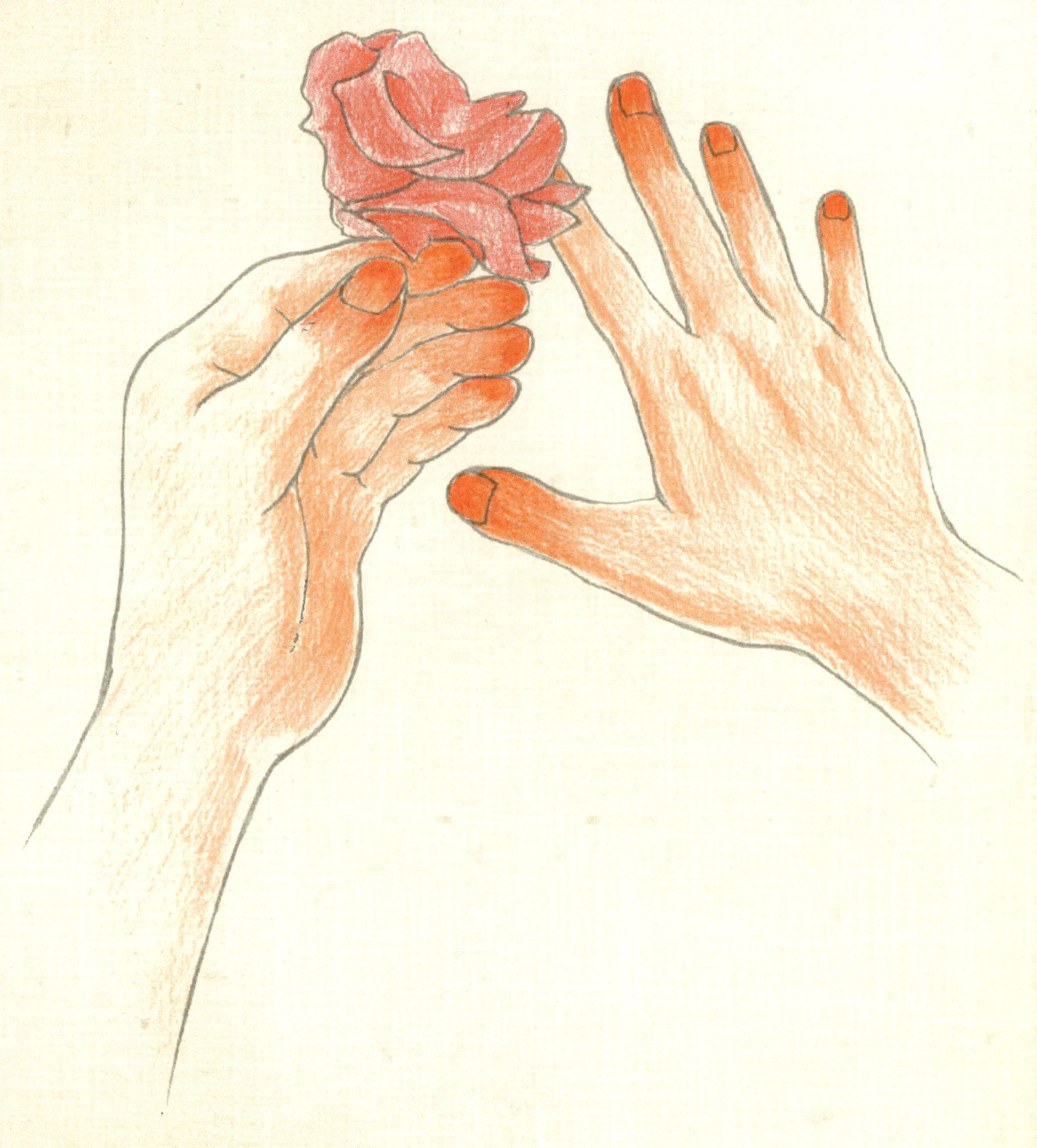

봉숭아 물들인 손

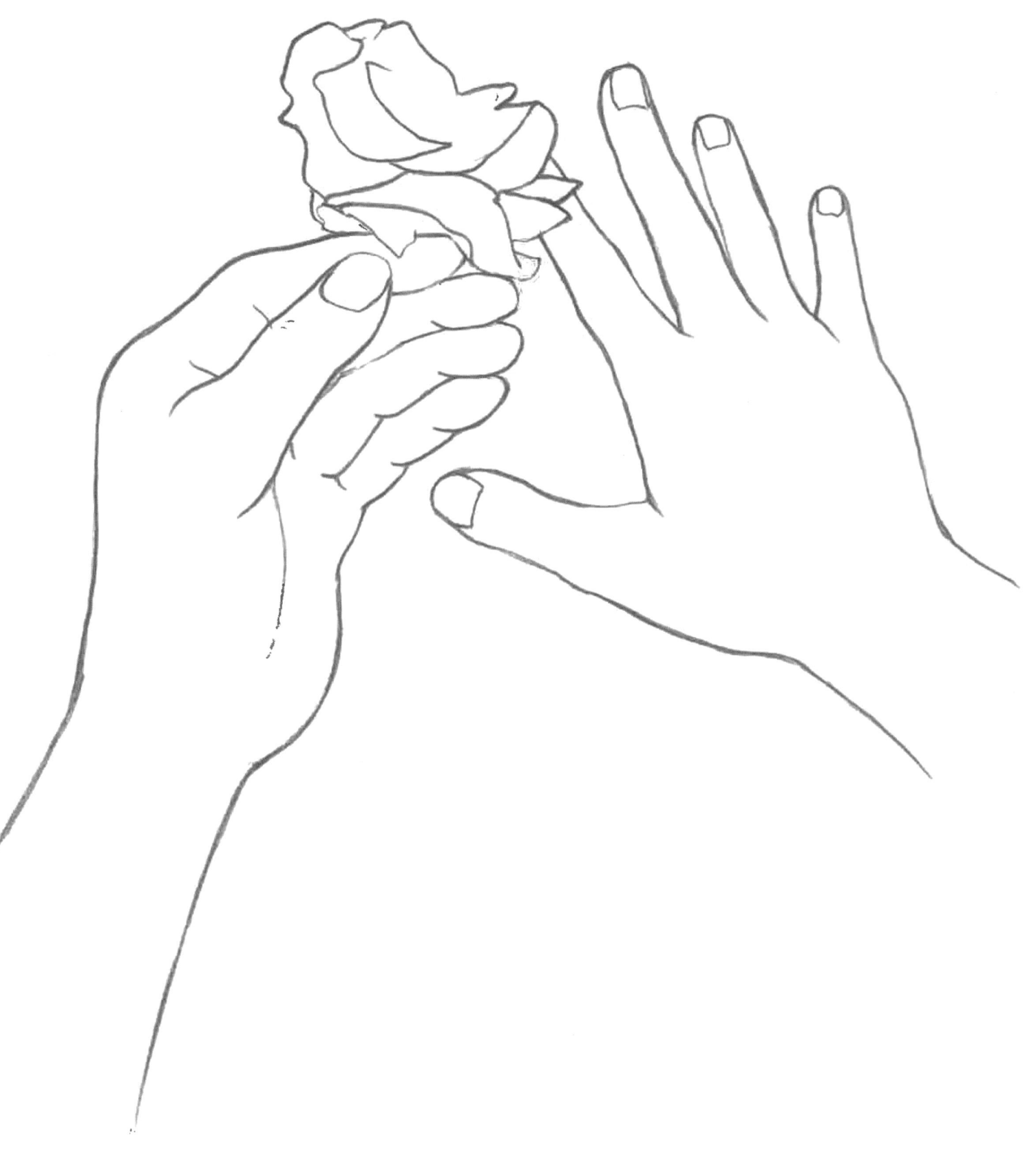

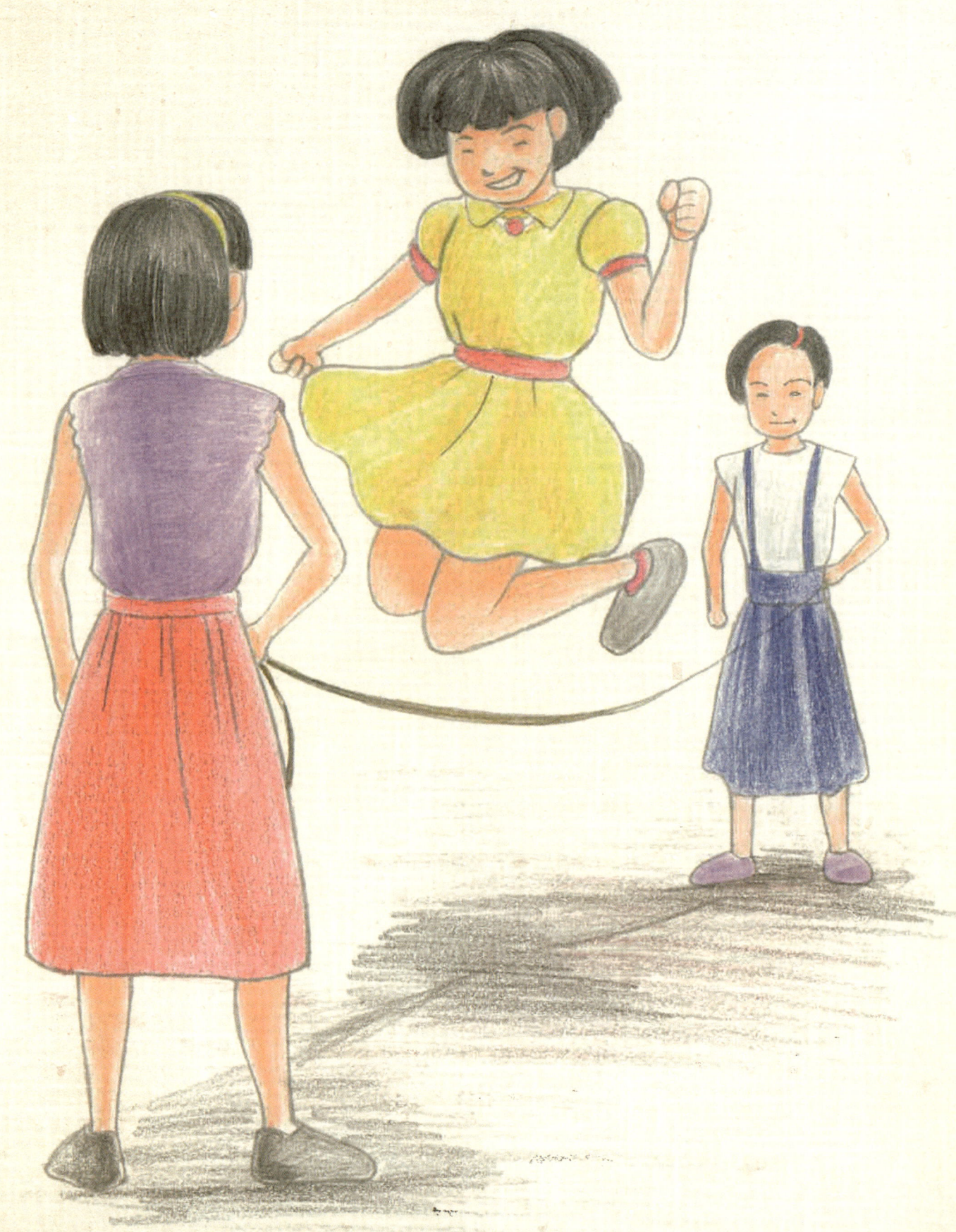

고무줄 놀이

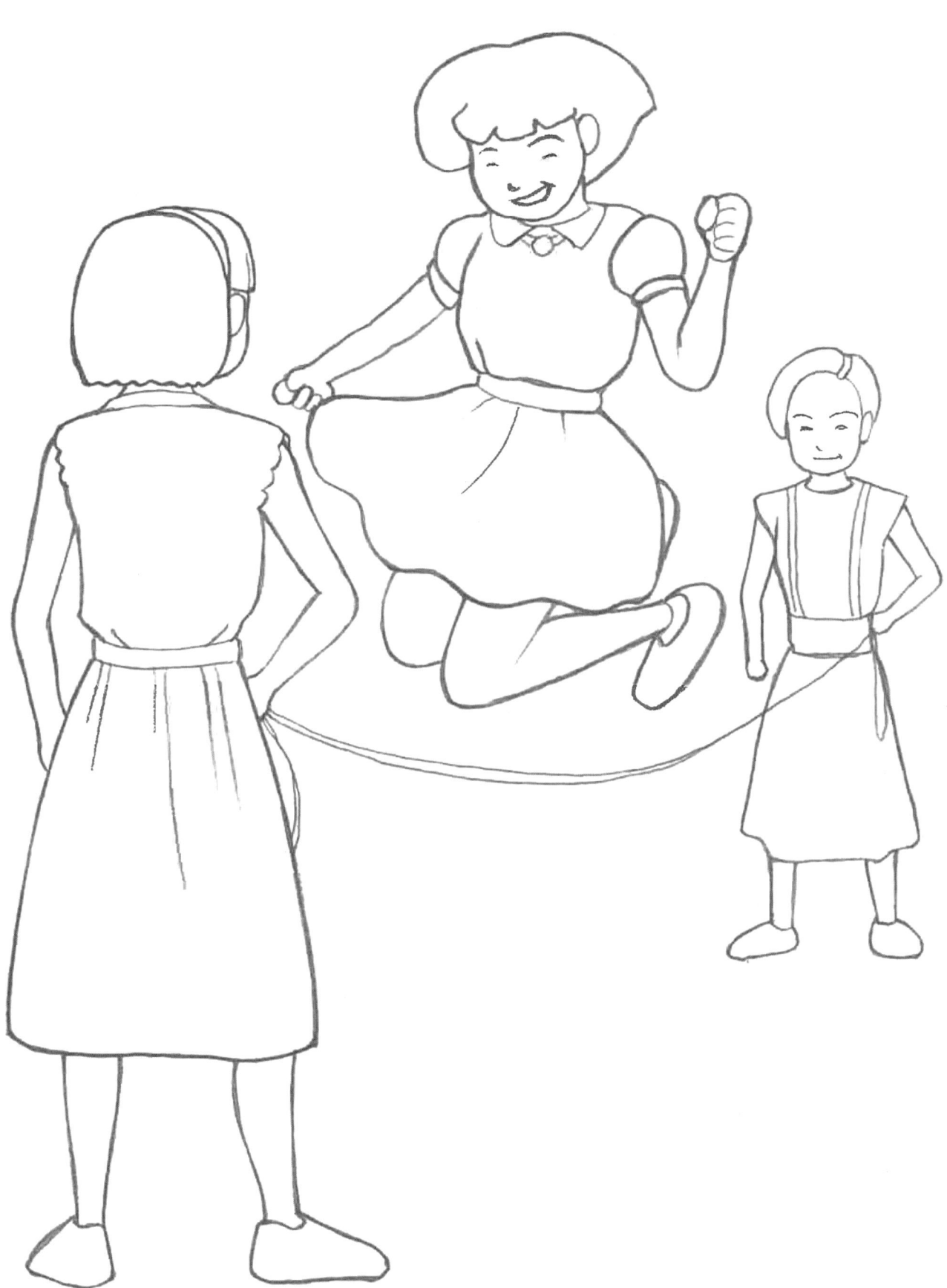

말뚝박기

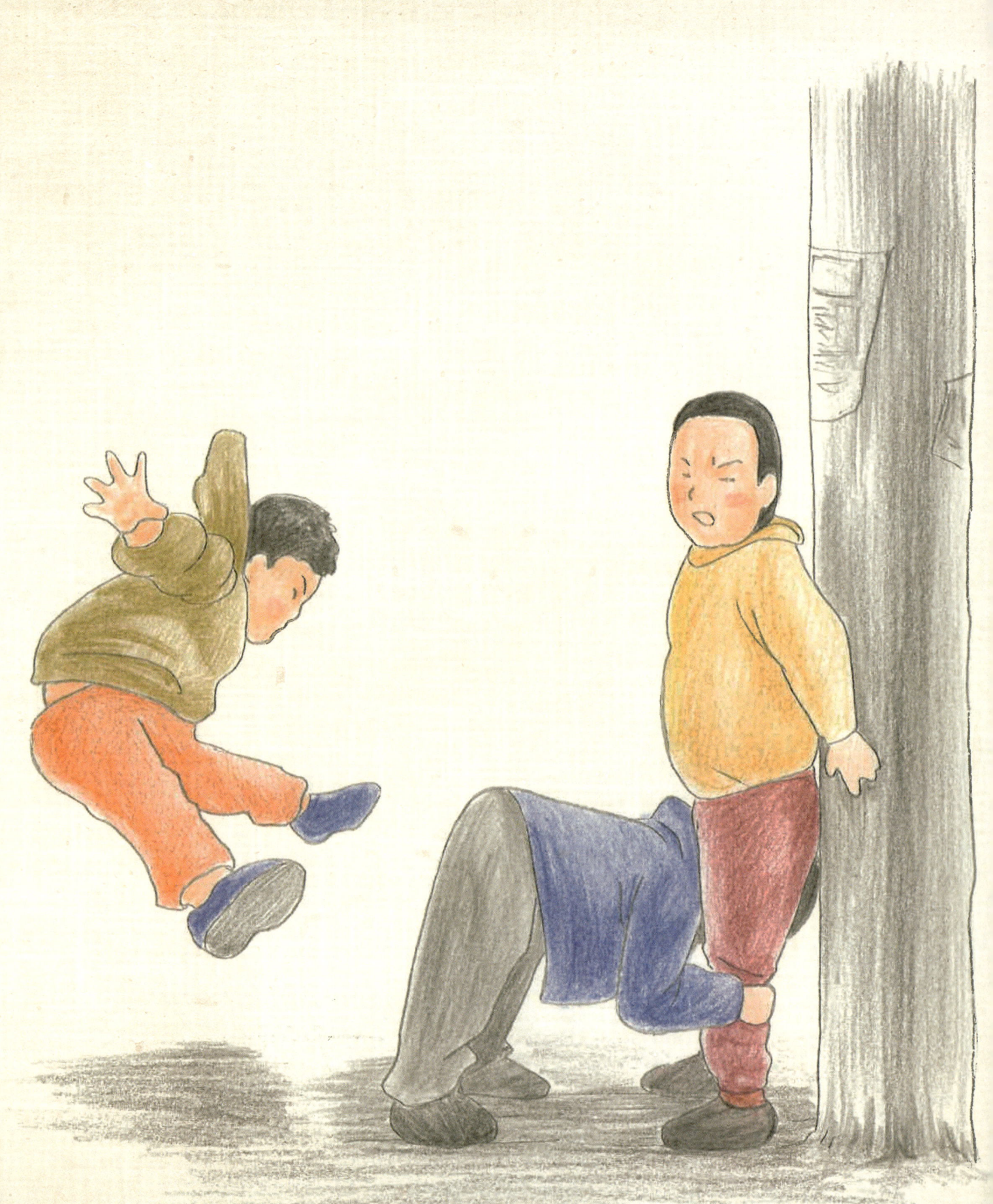

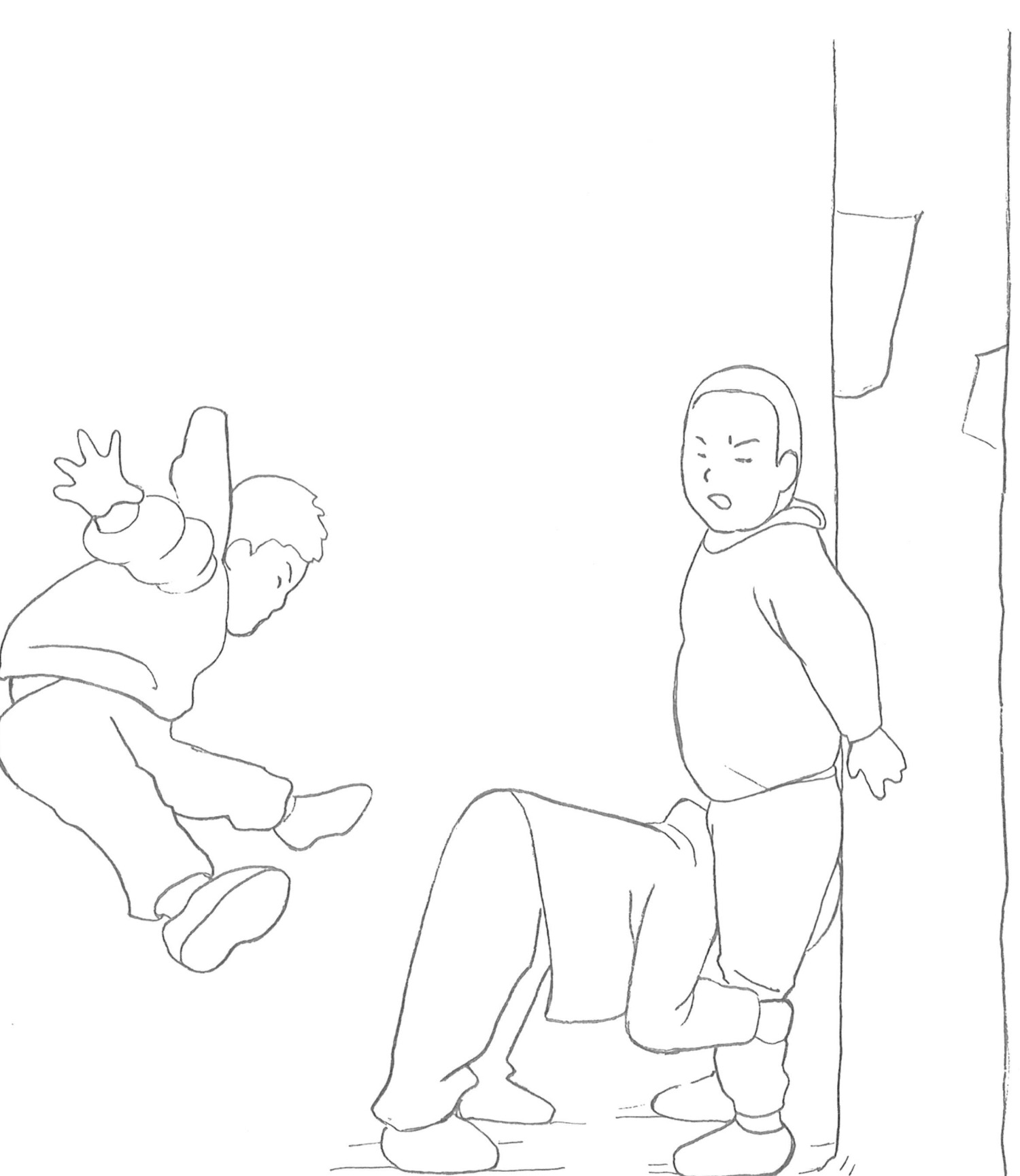

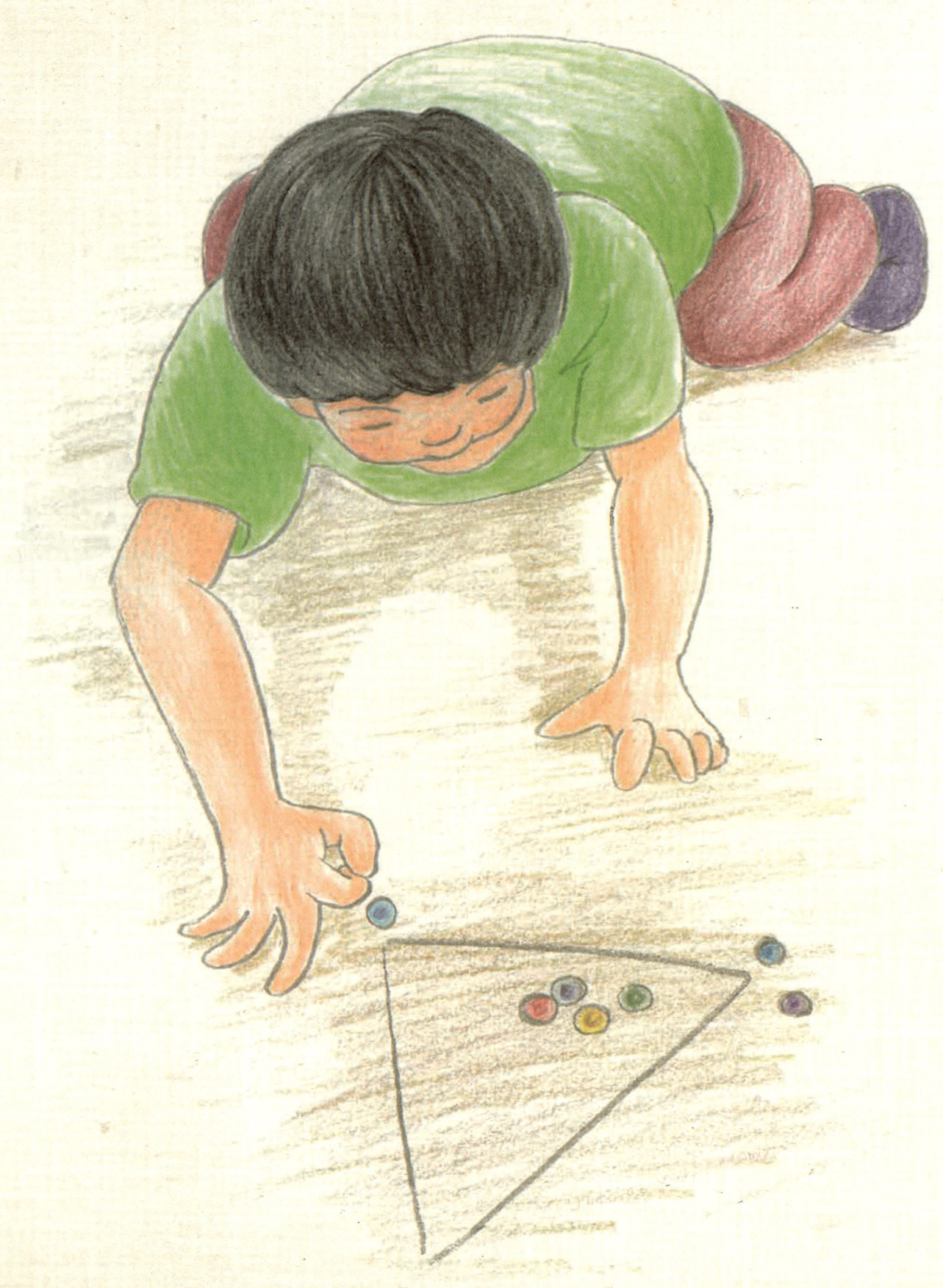

구슬치기

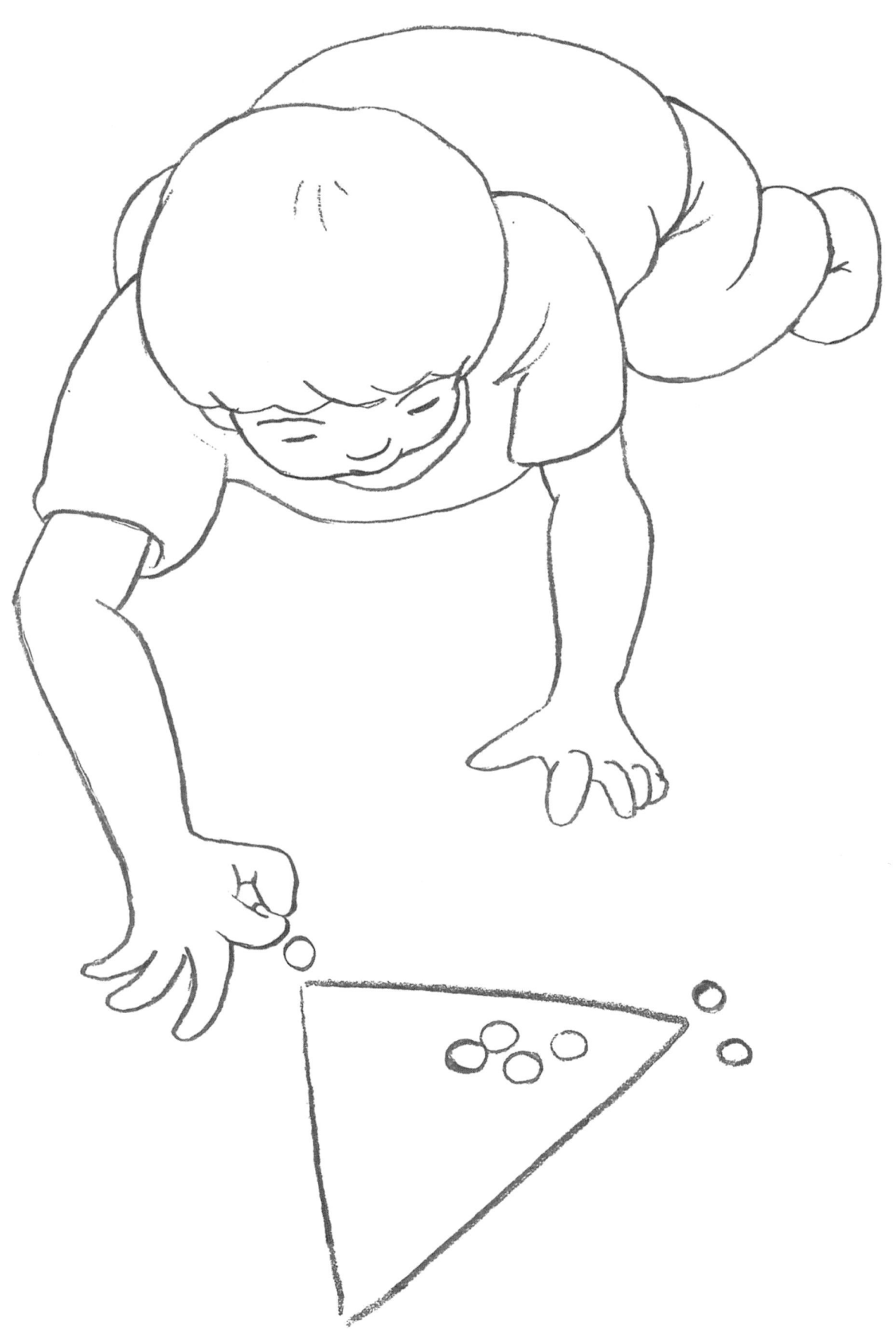

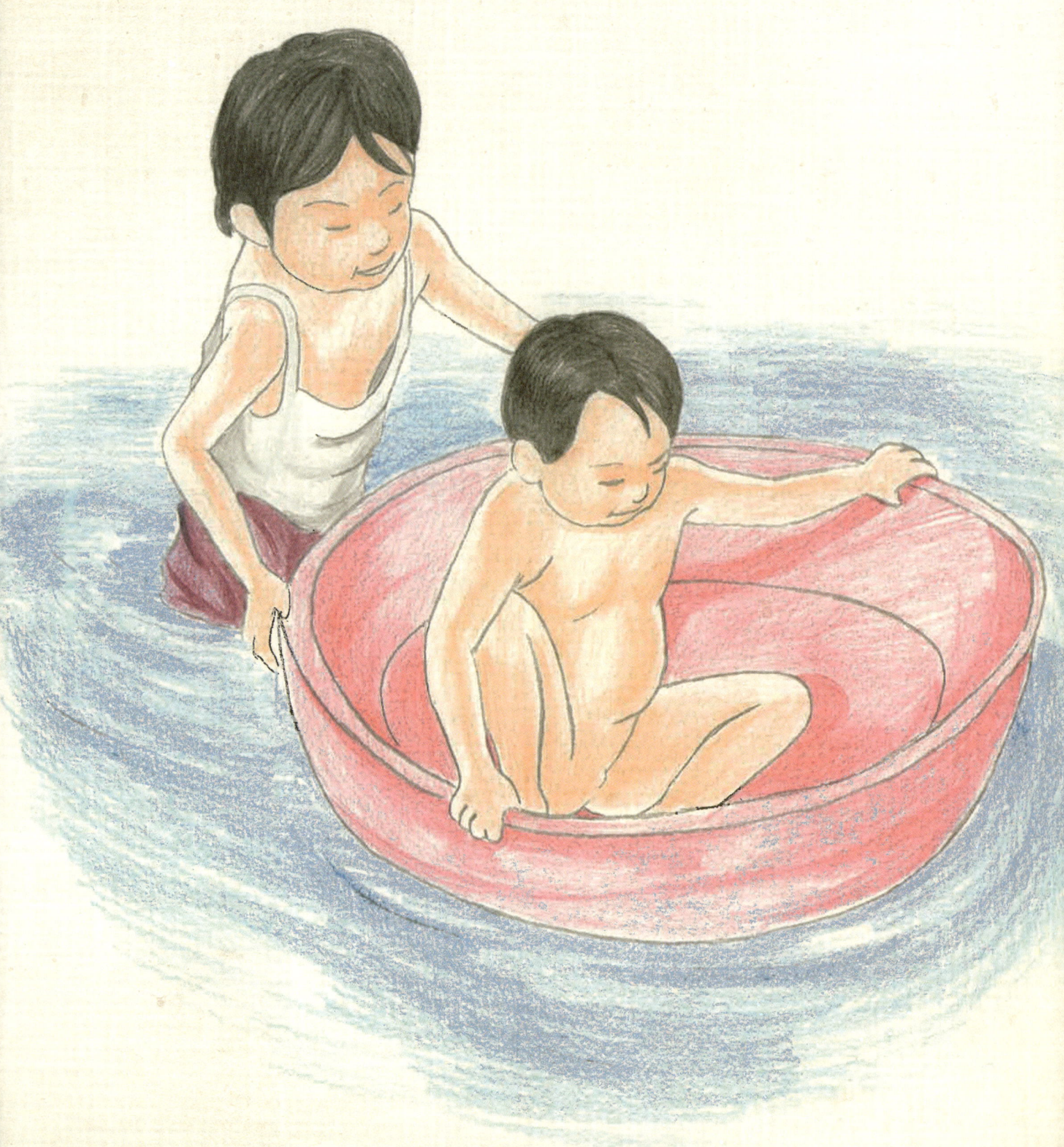

물놀이

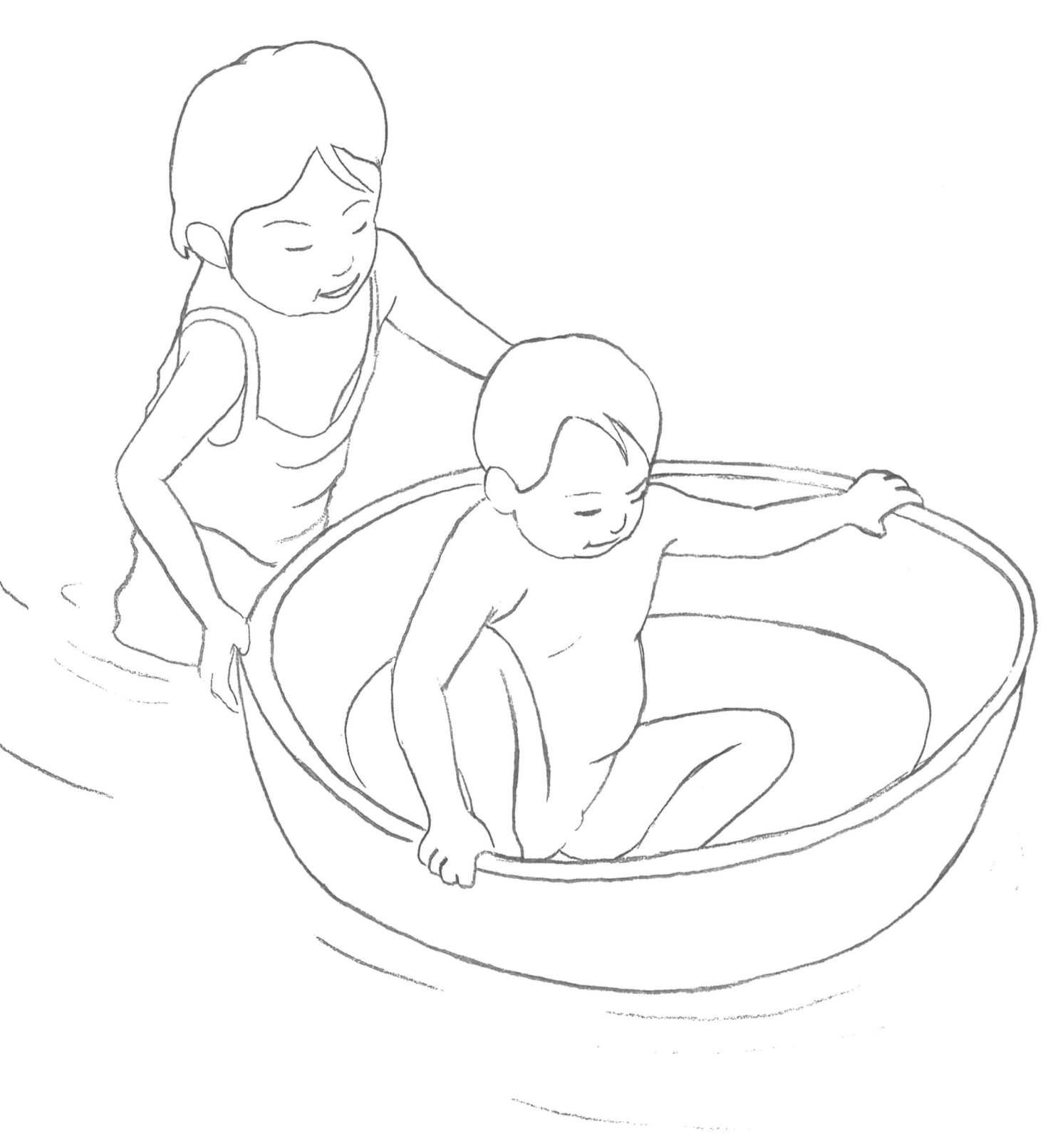

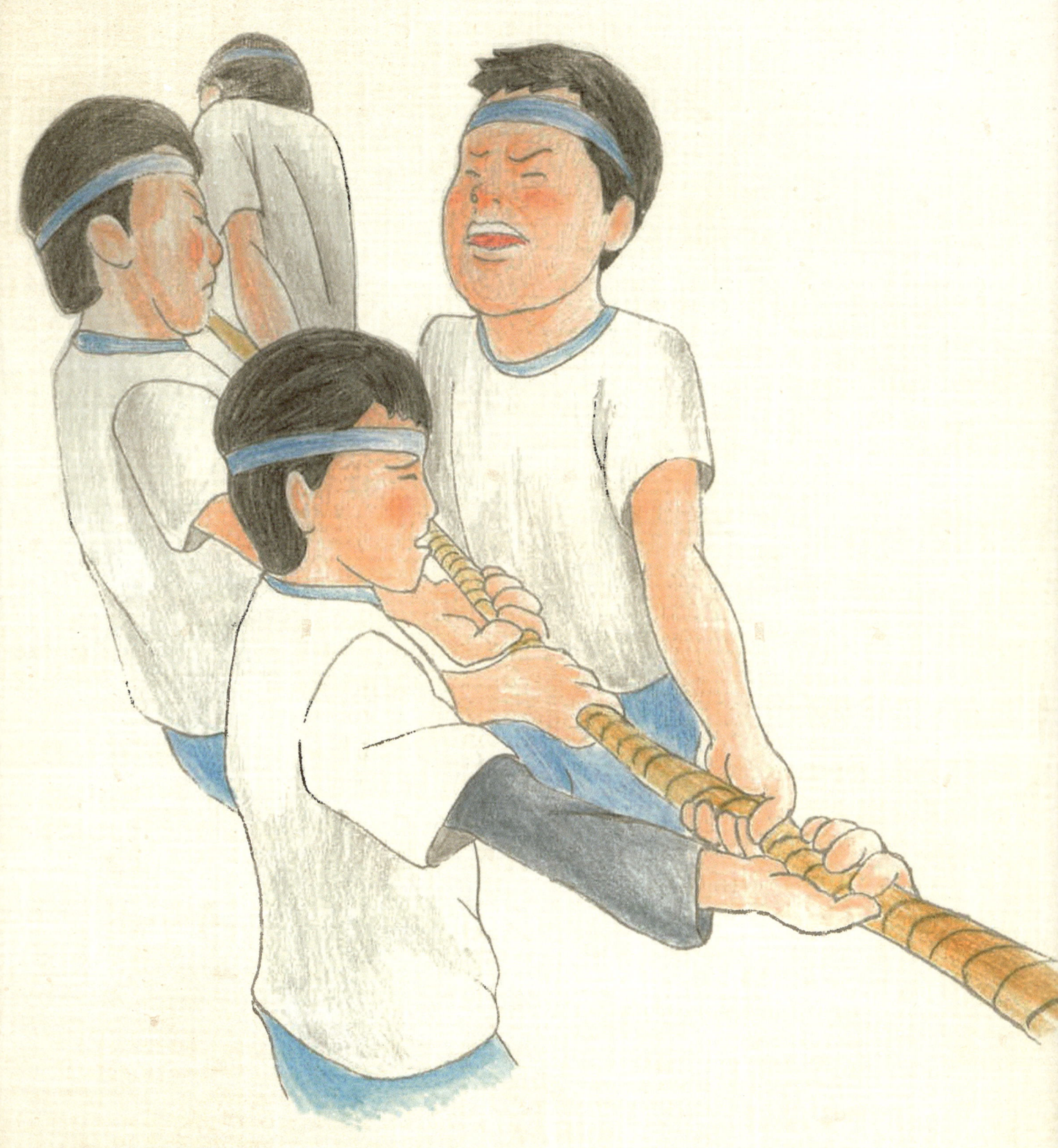

운동회 줄다리기

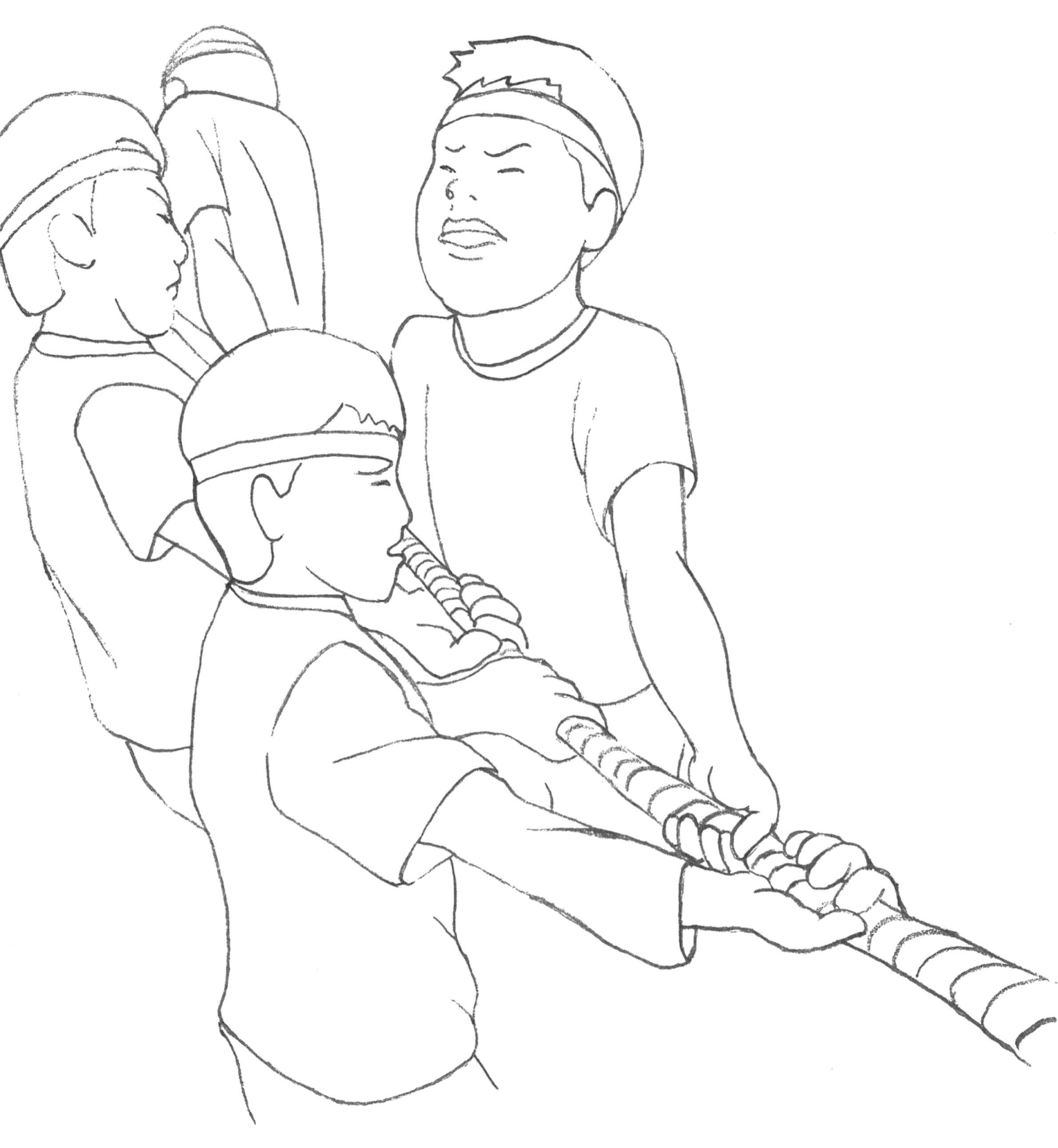

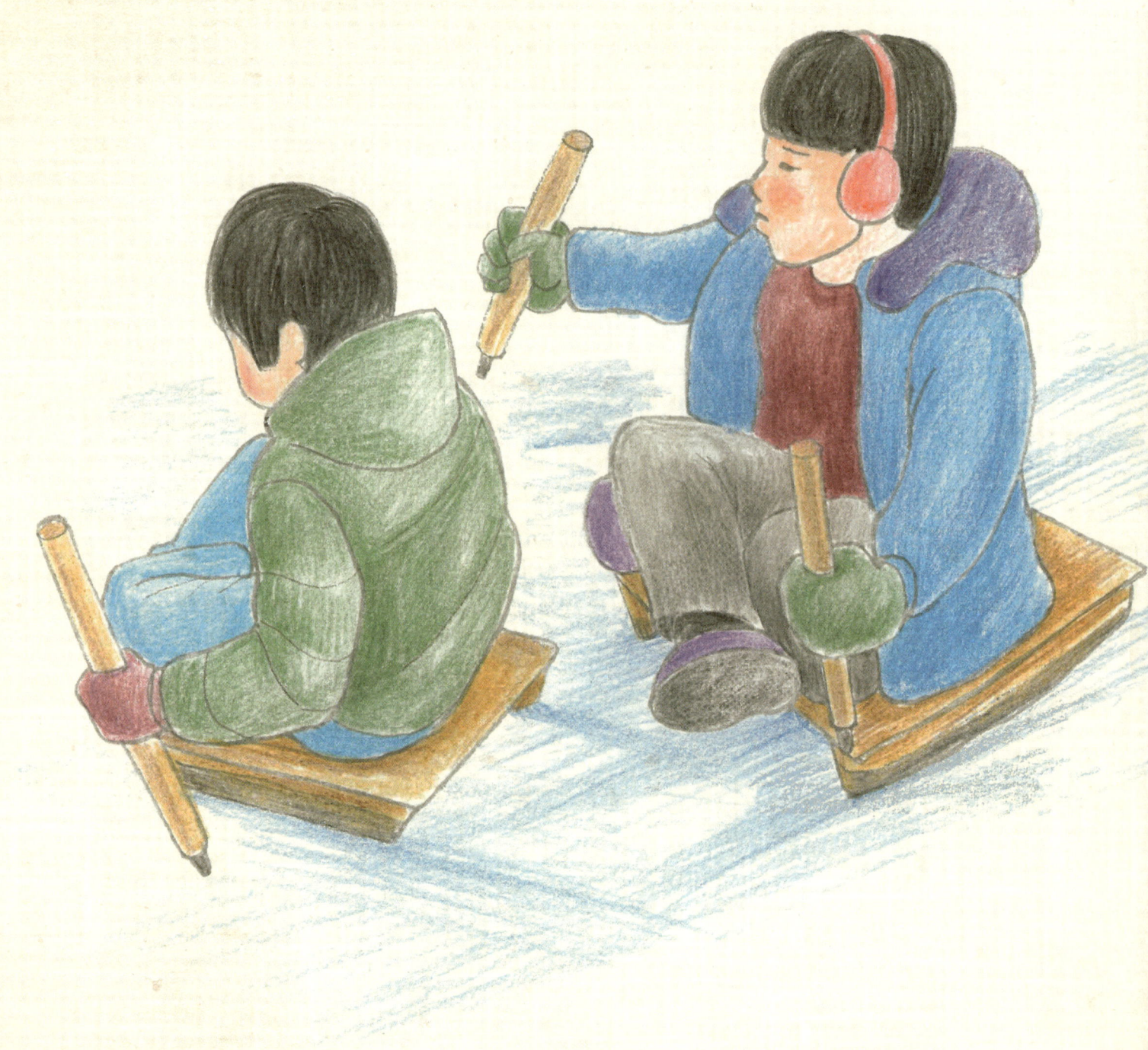

빙판 썰매

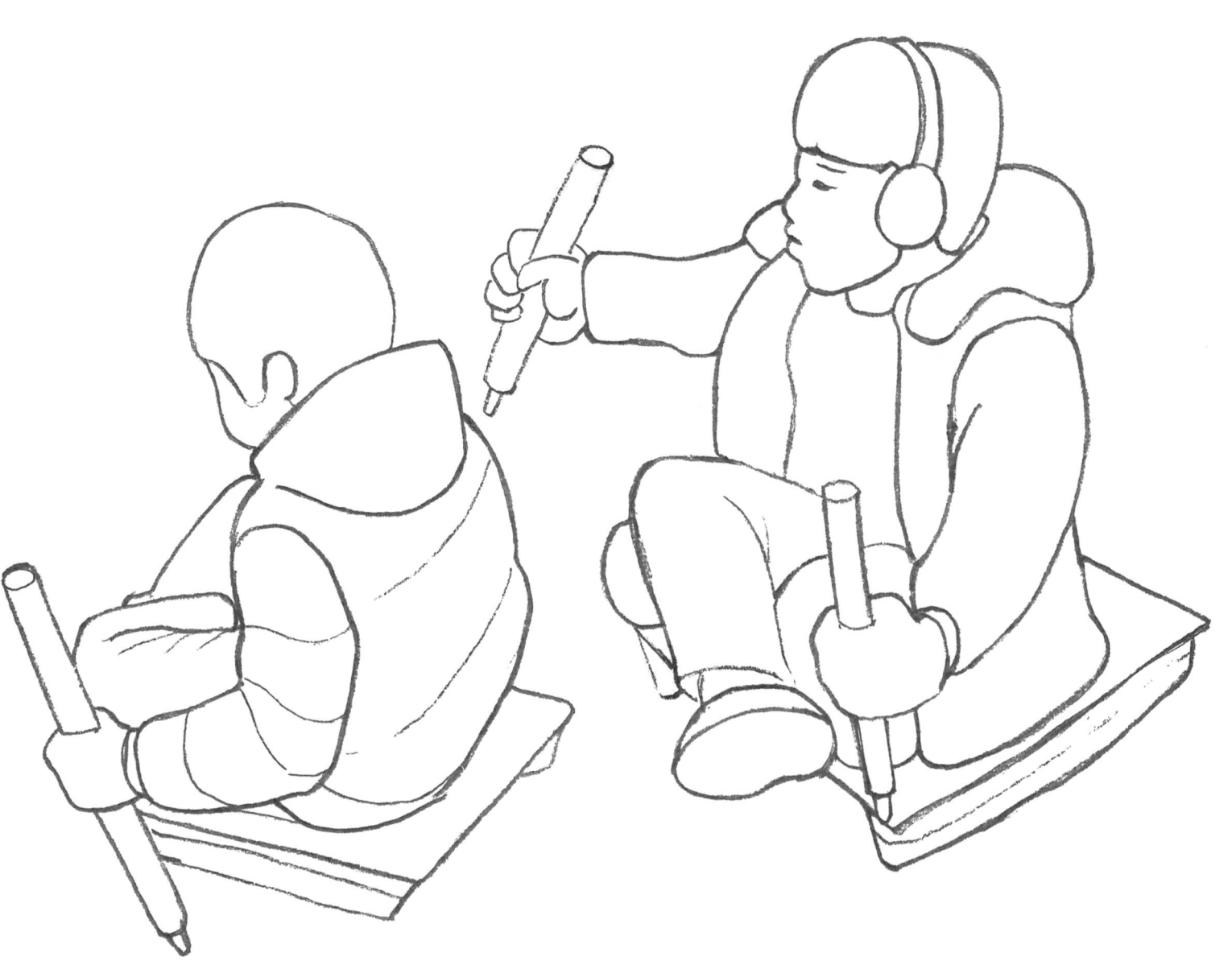

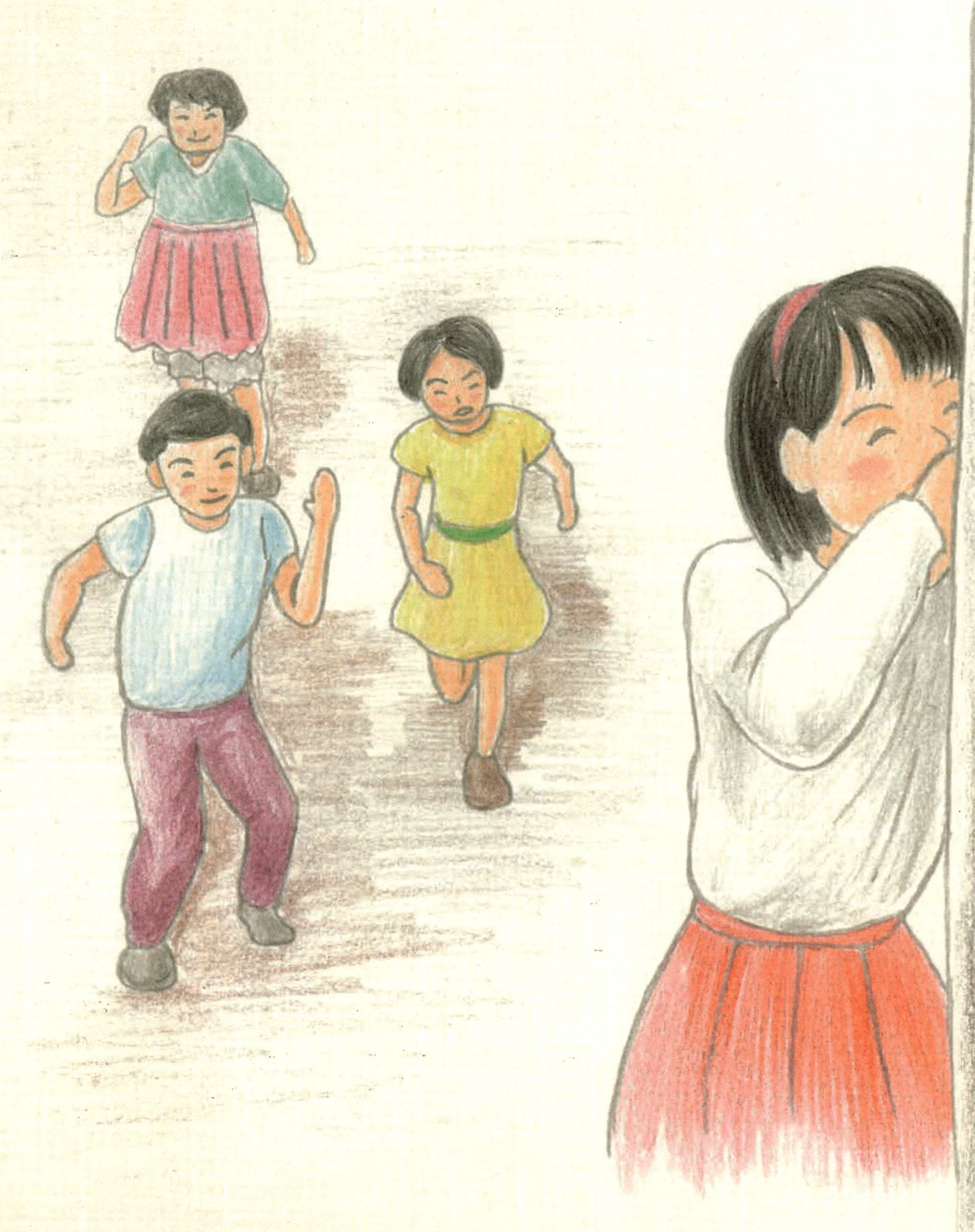

무궁화 꽃이 피었습니다

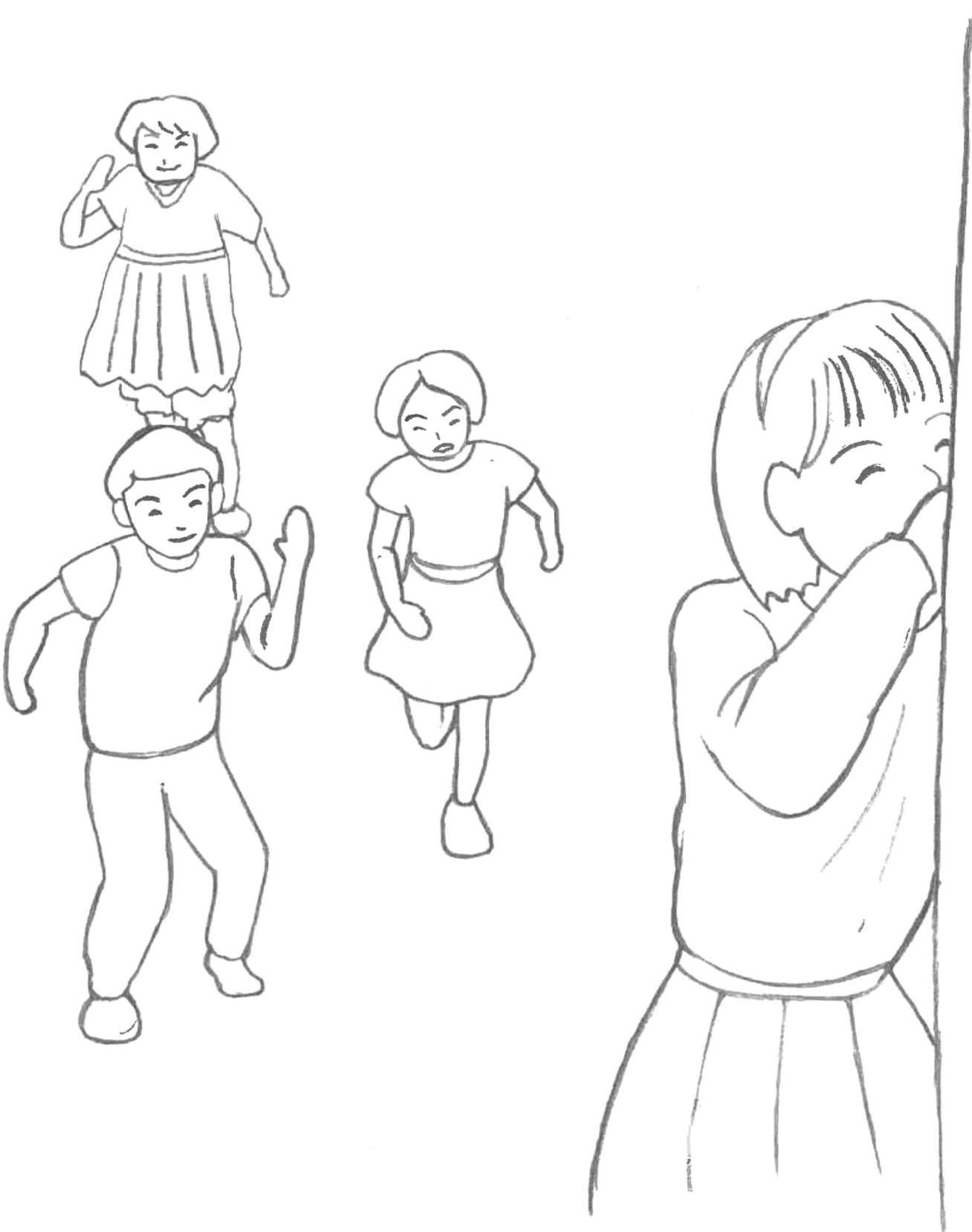

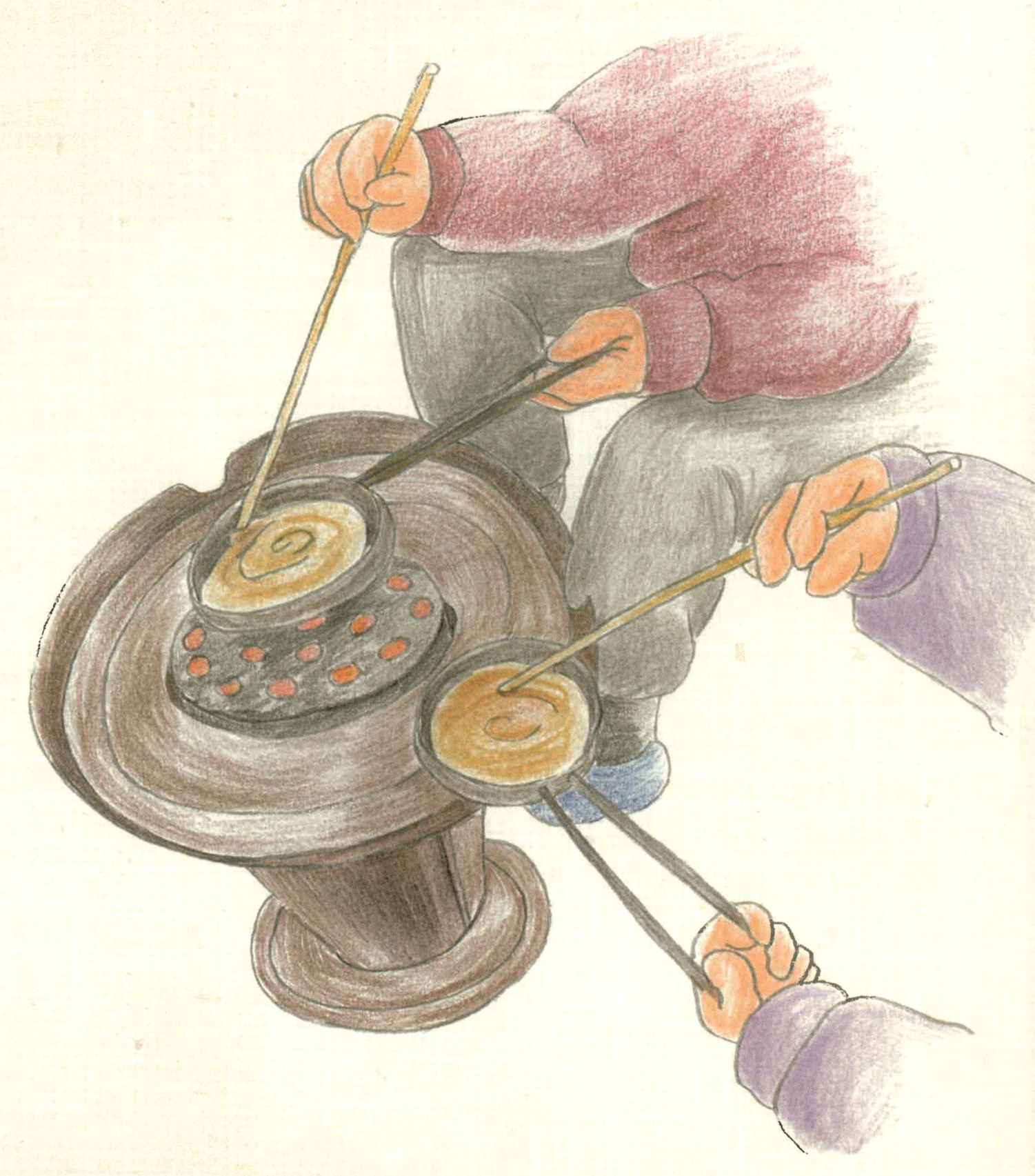

달고나

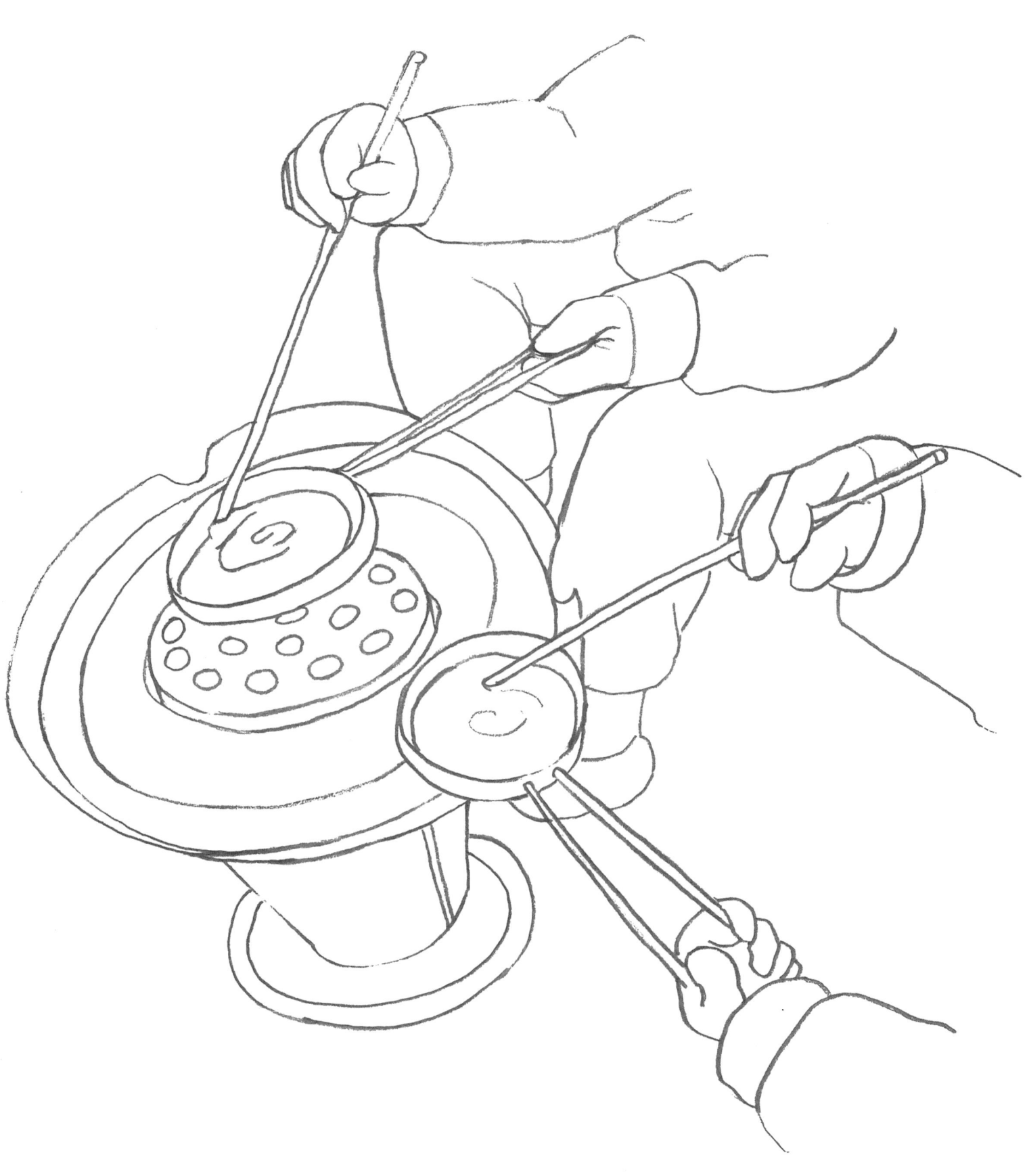

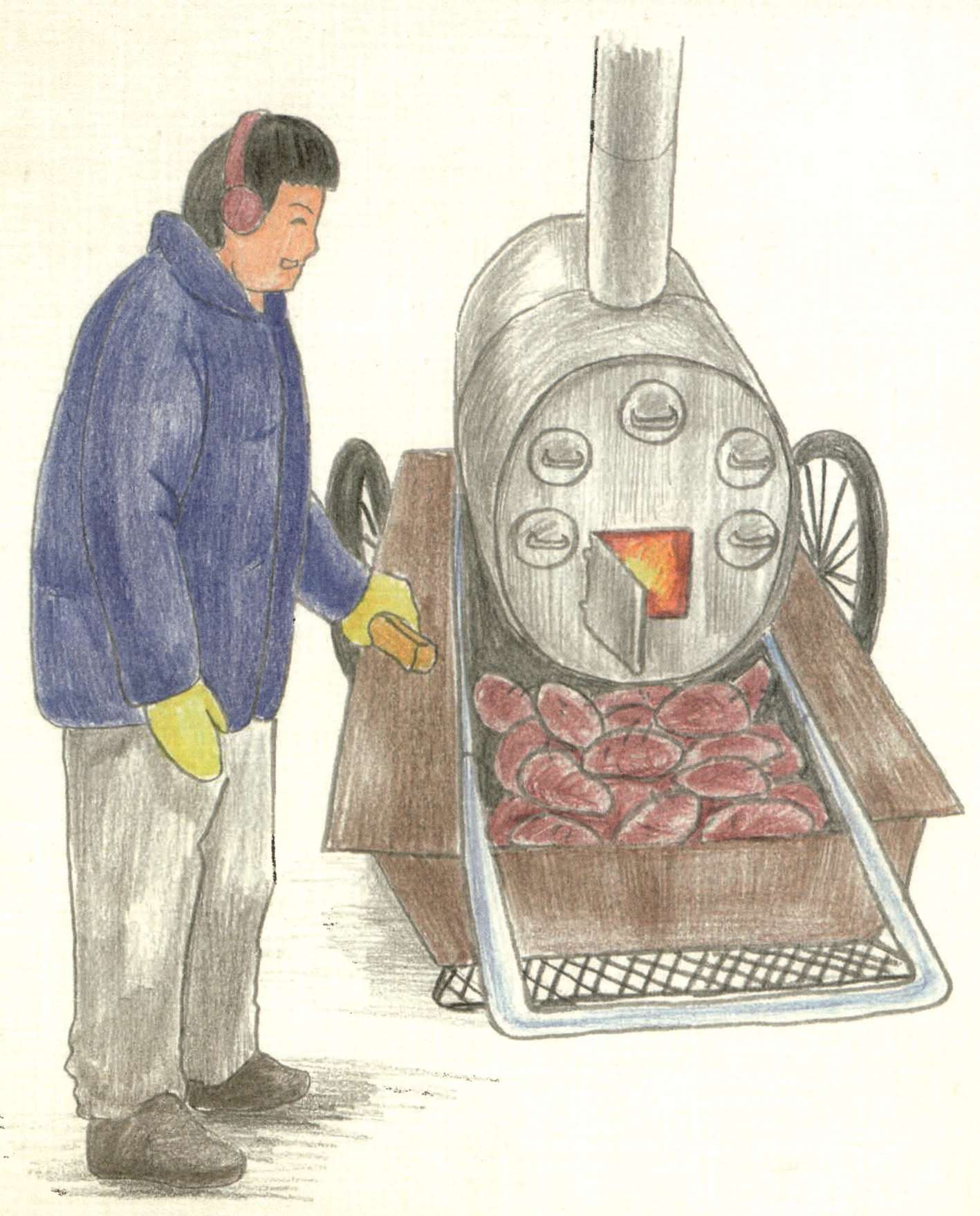

군고구마 장수

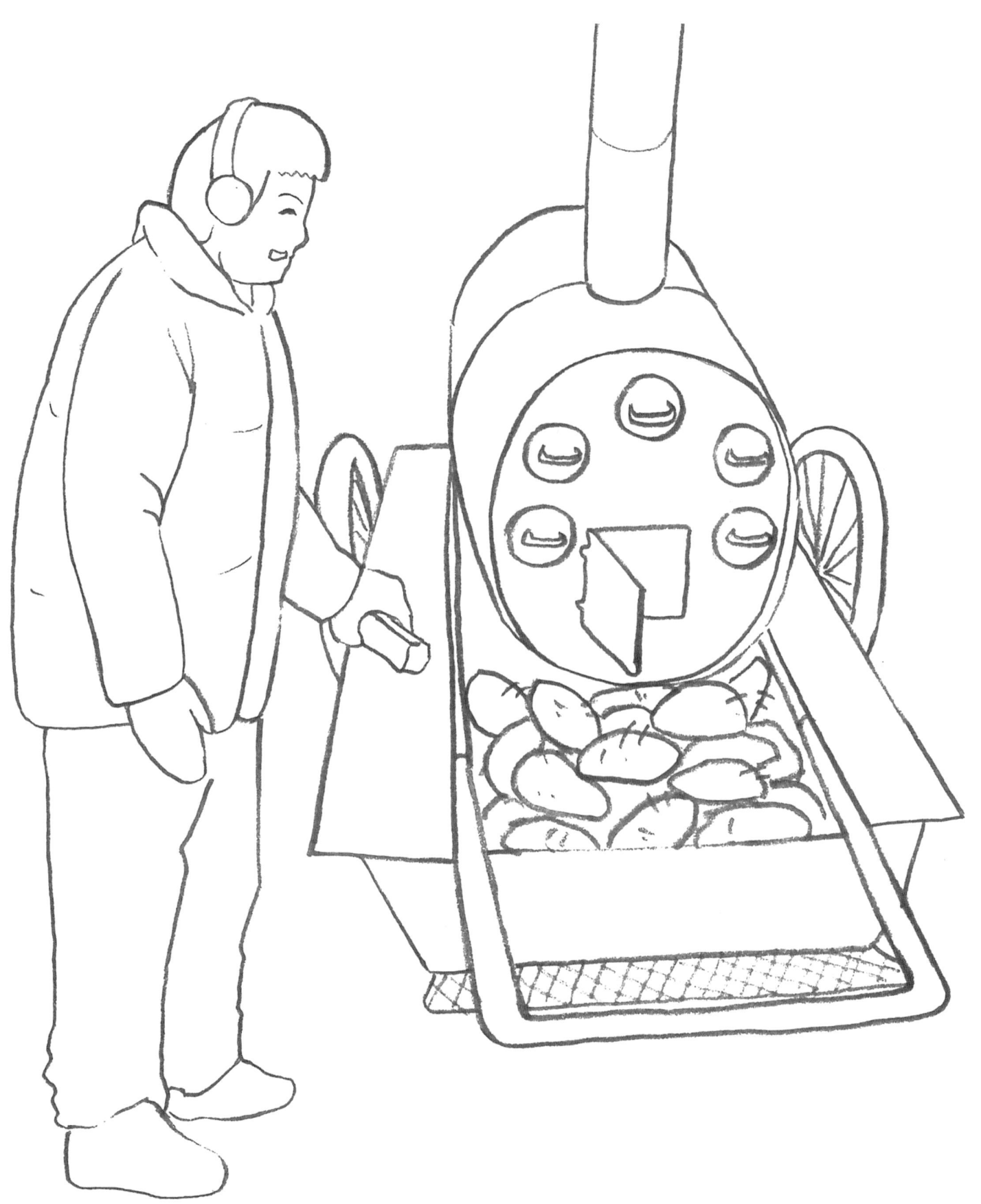

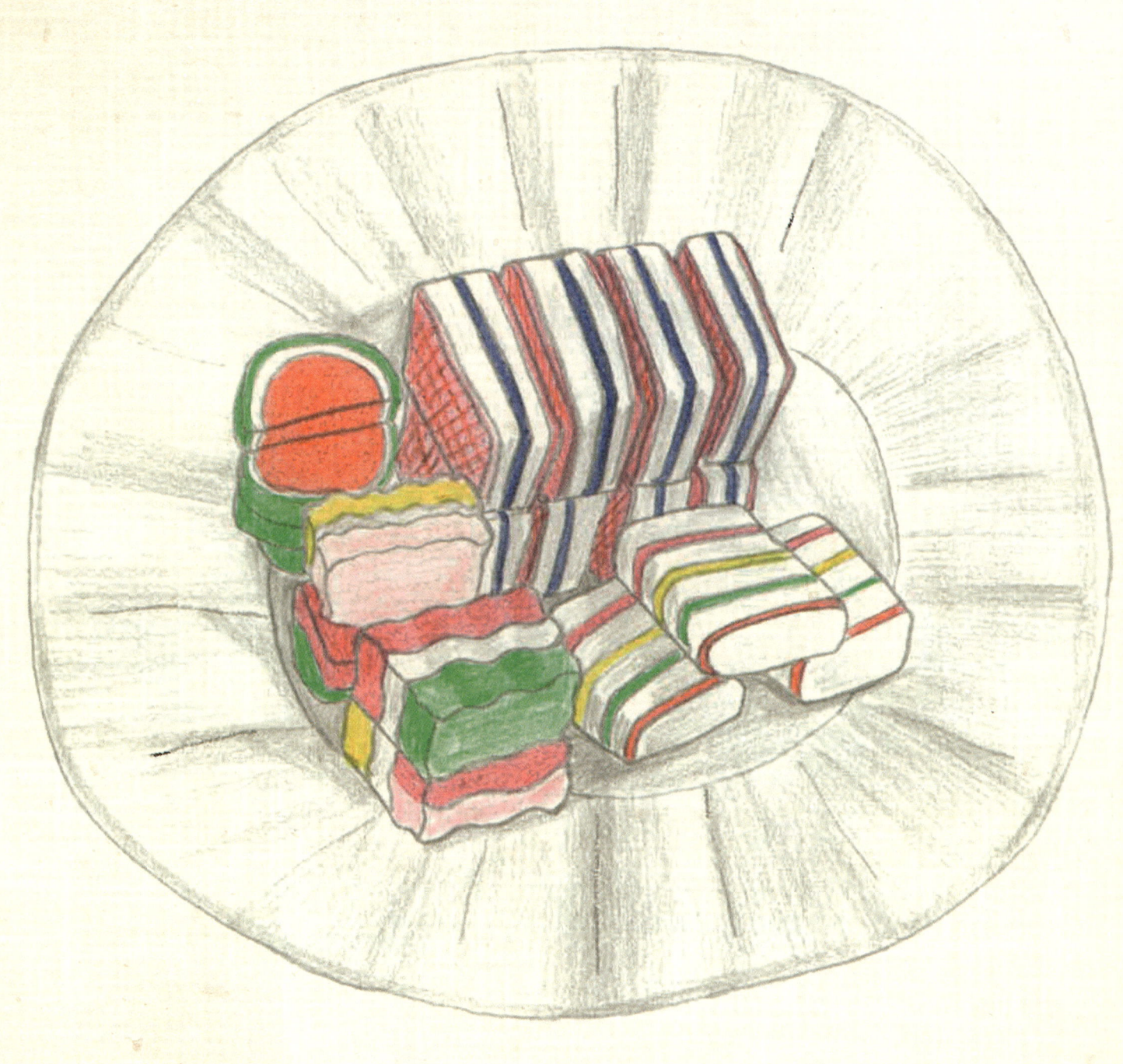

종합 제리

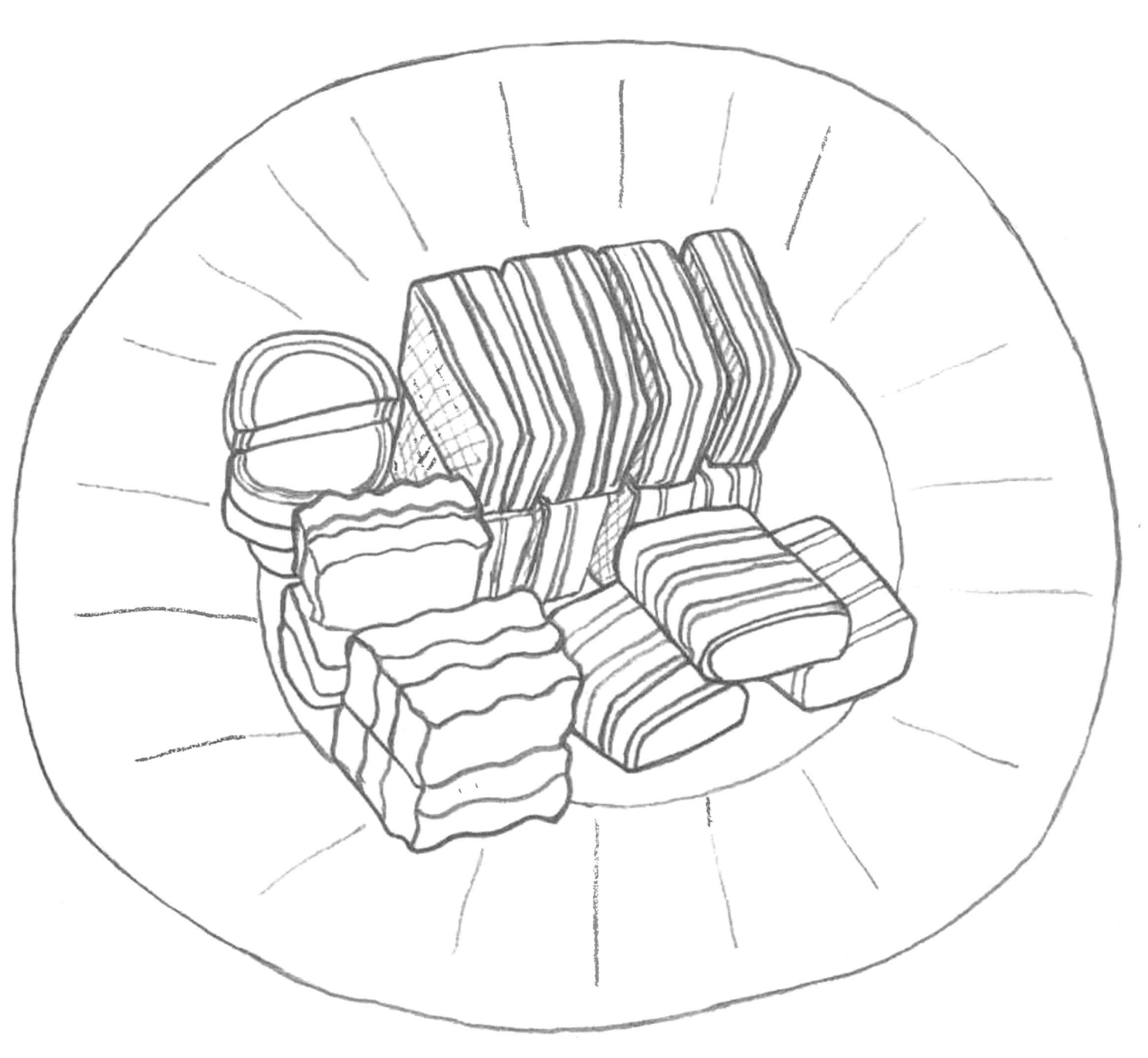

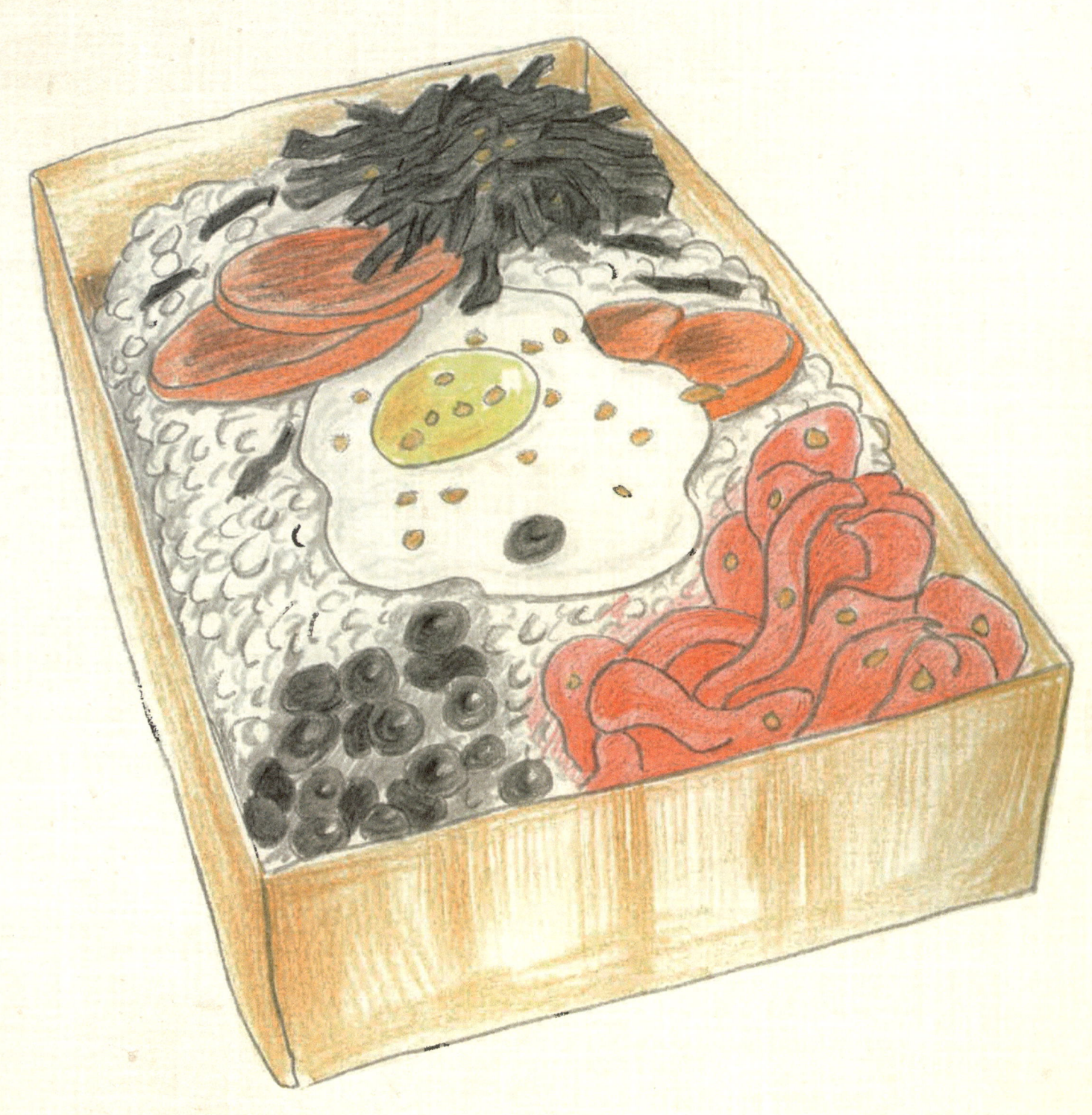

옛날 도시락

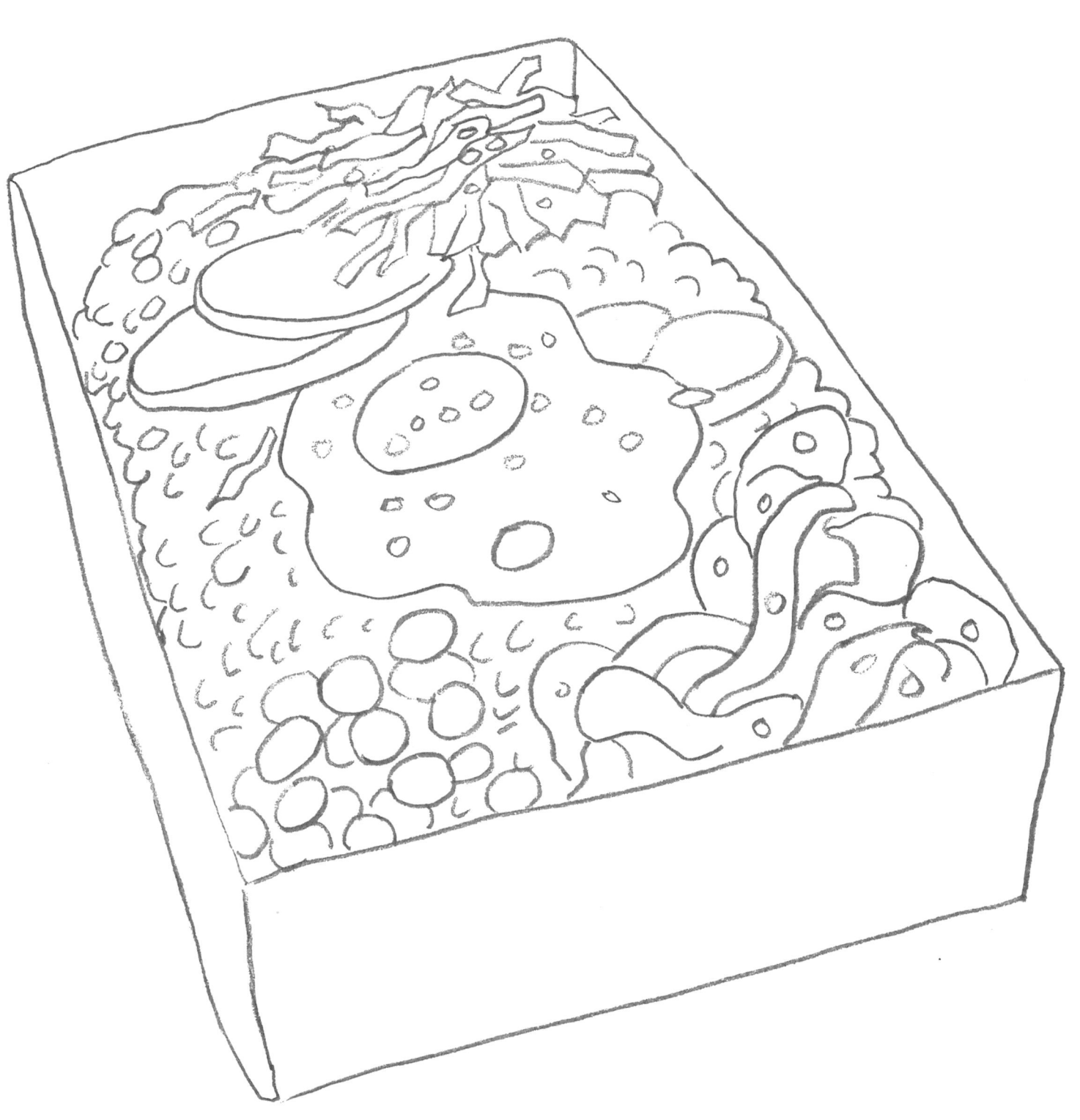

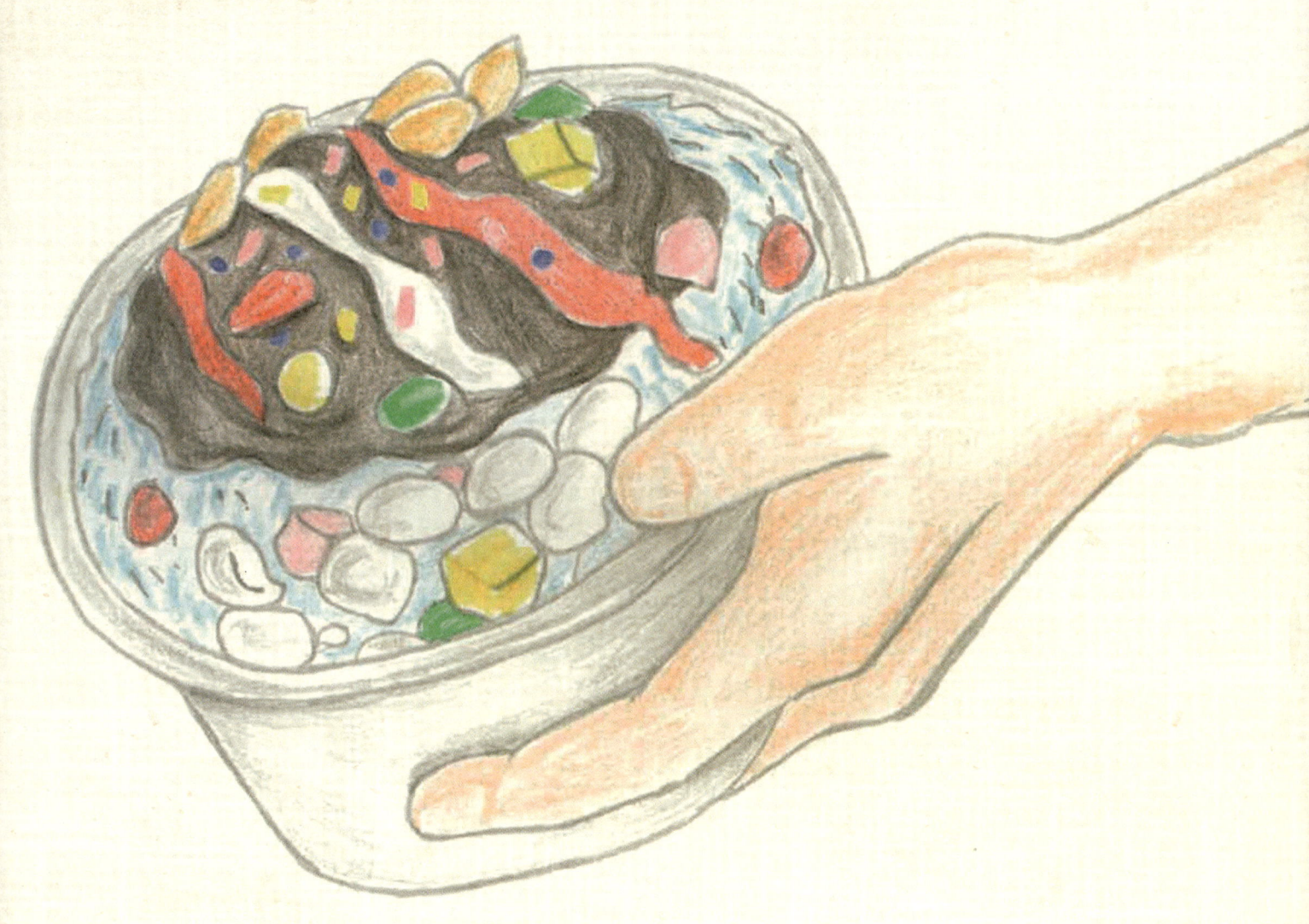

옛날 빙수

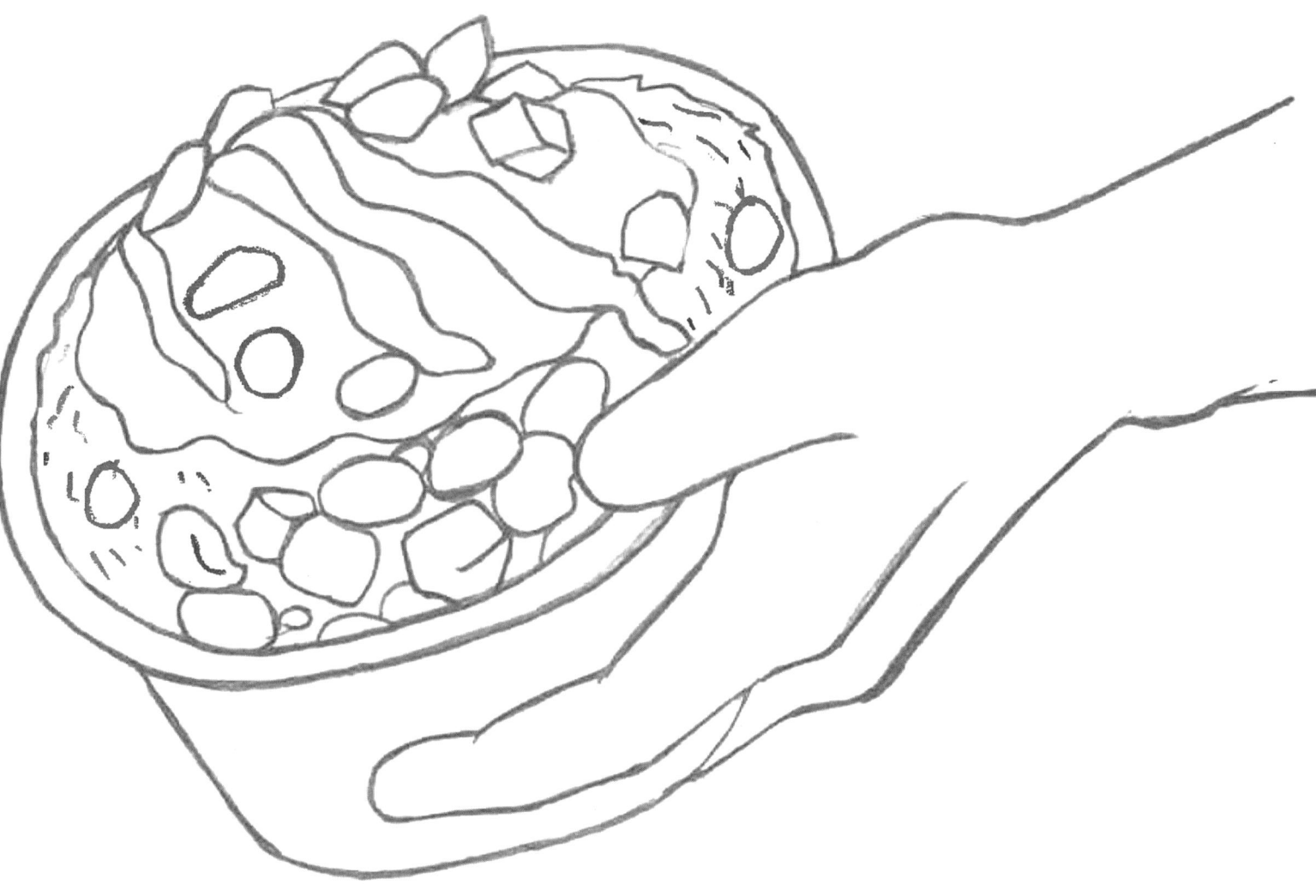

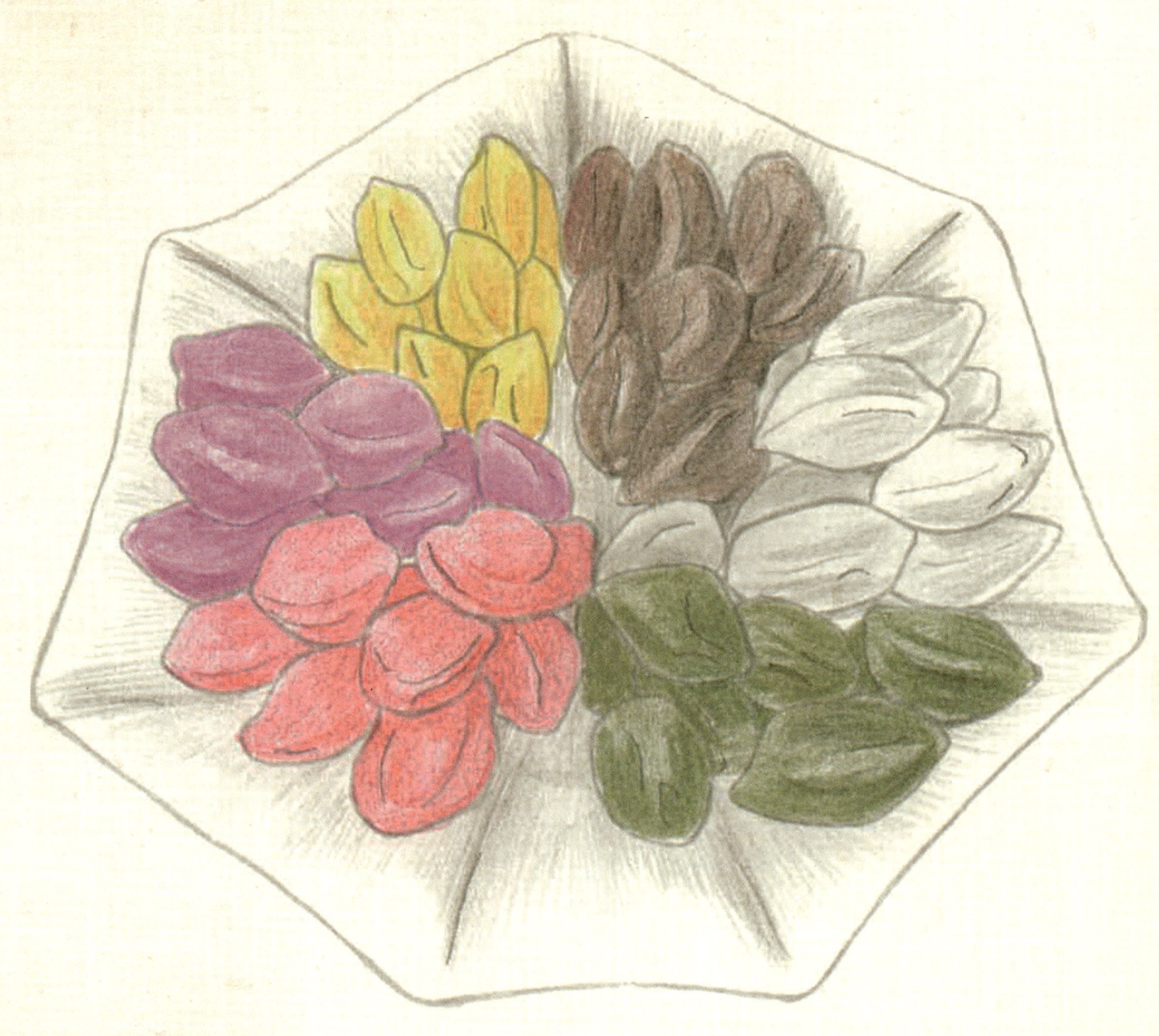

송편

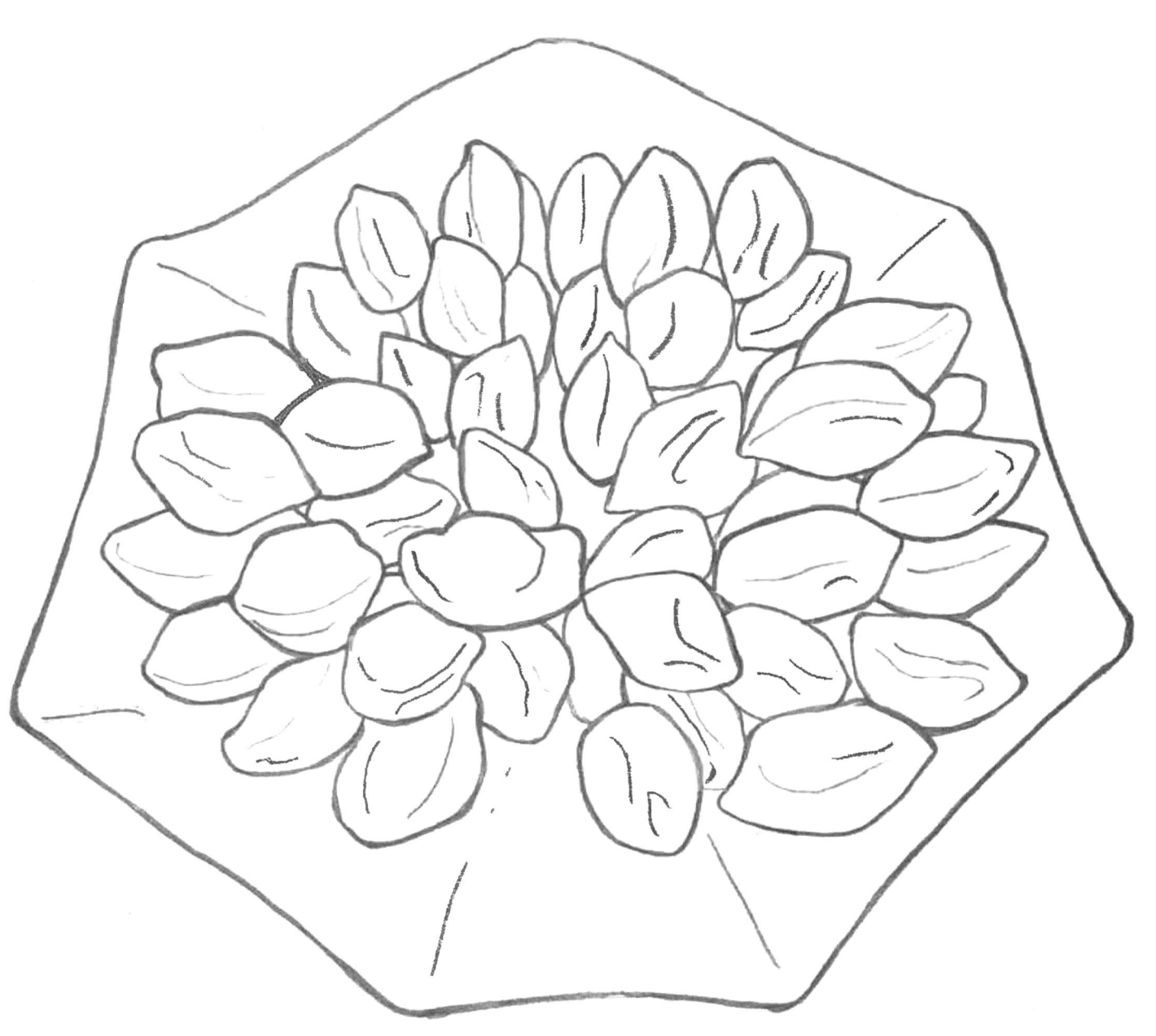

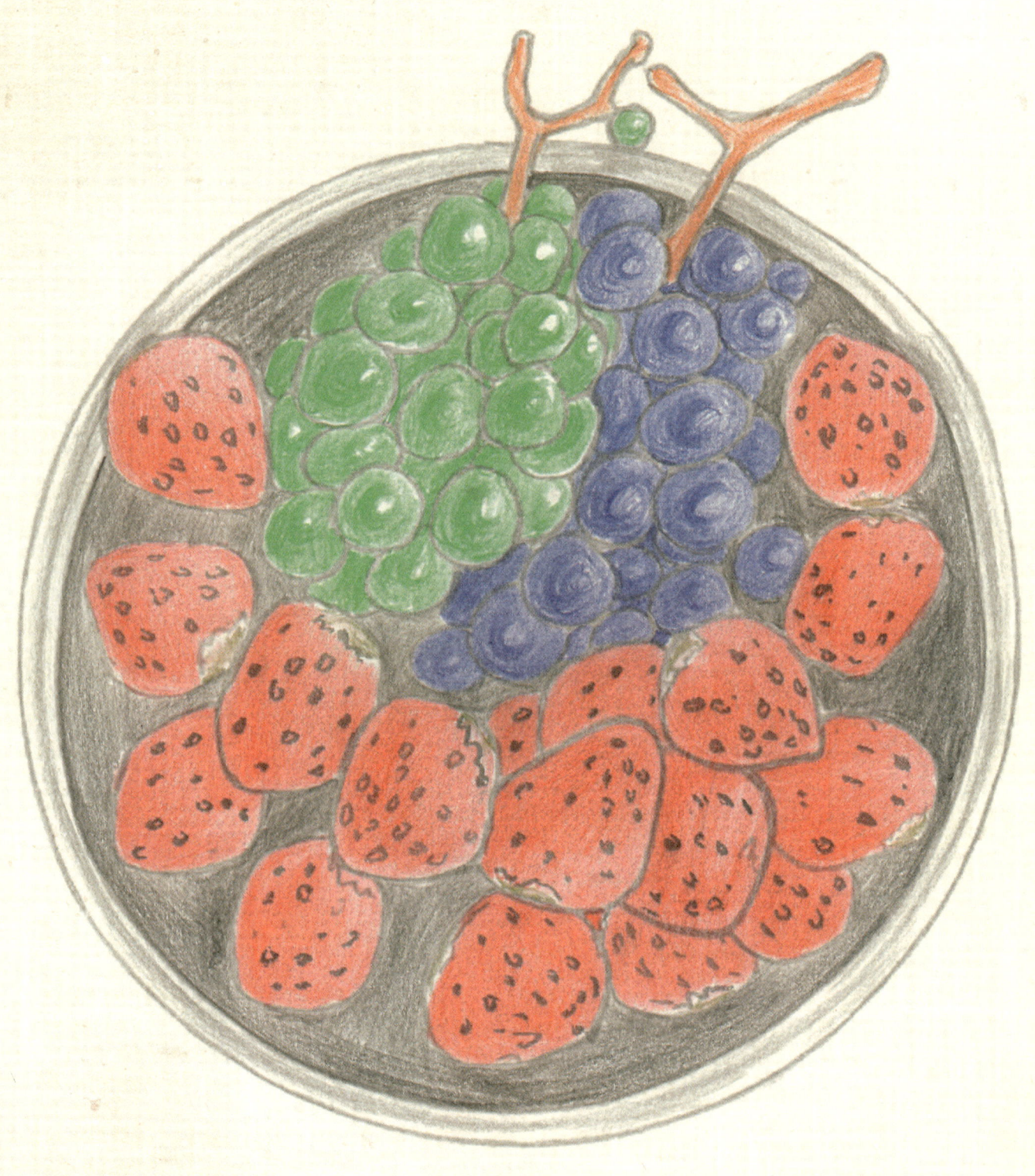

포도와 딸기

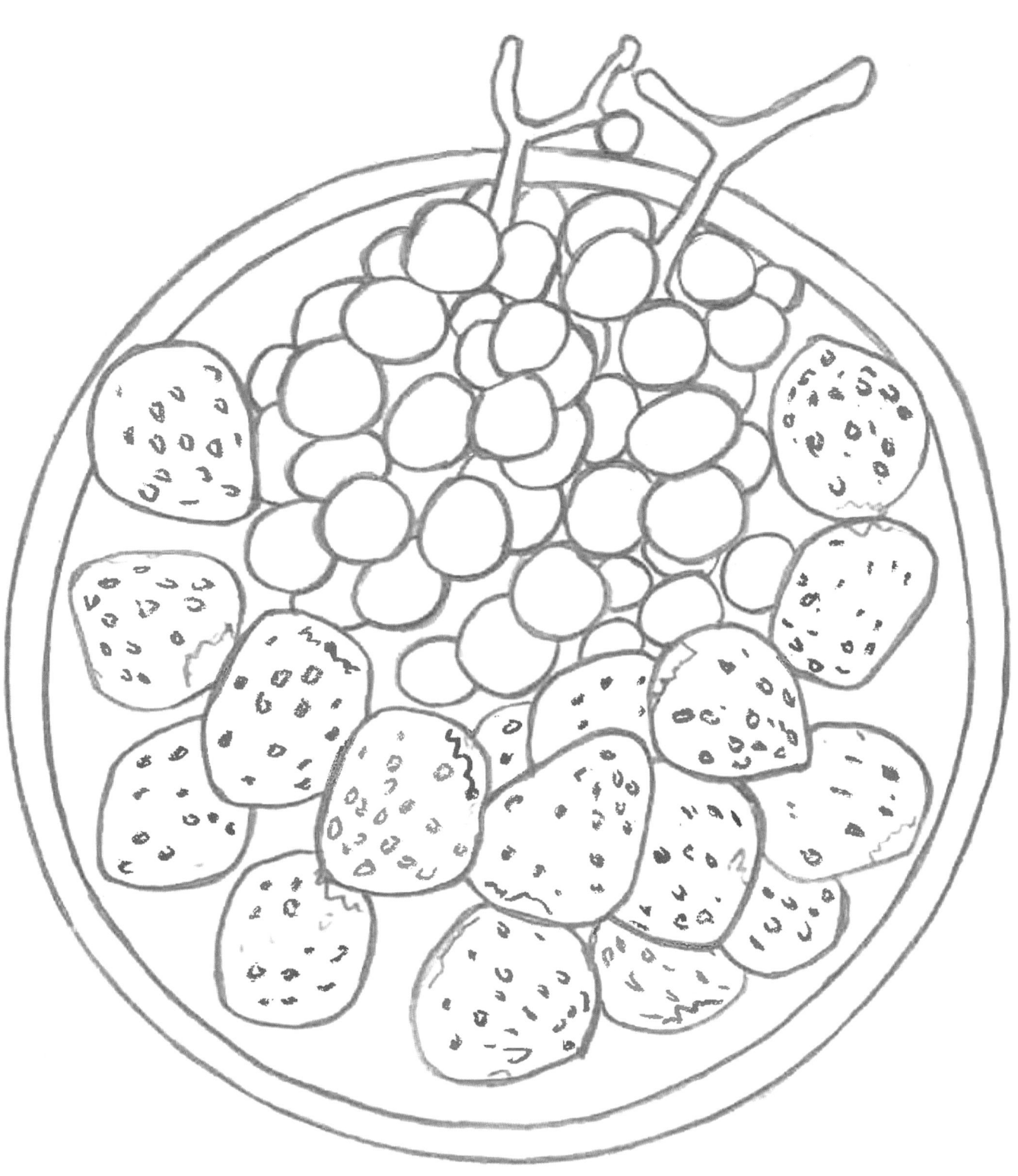

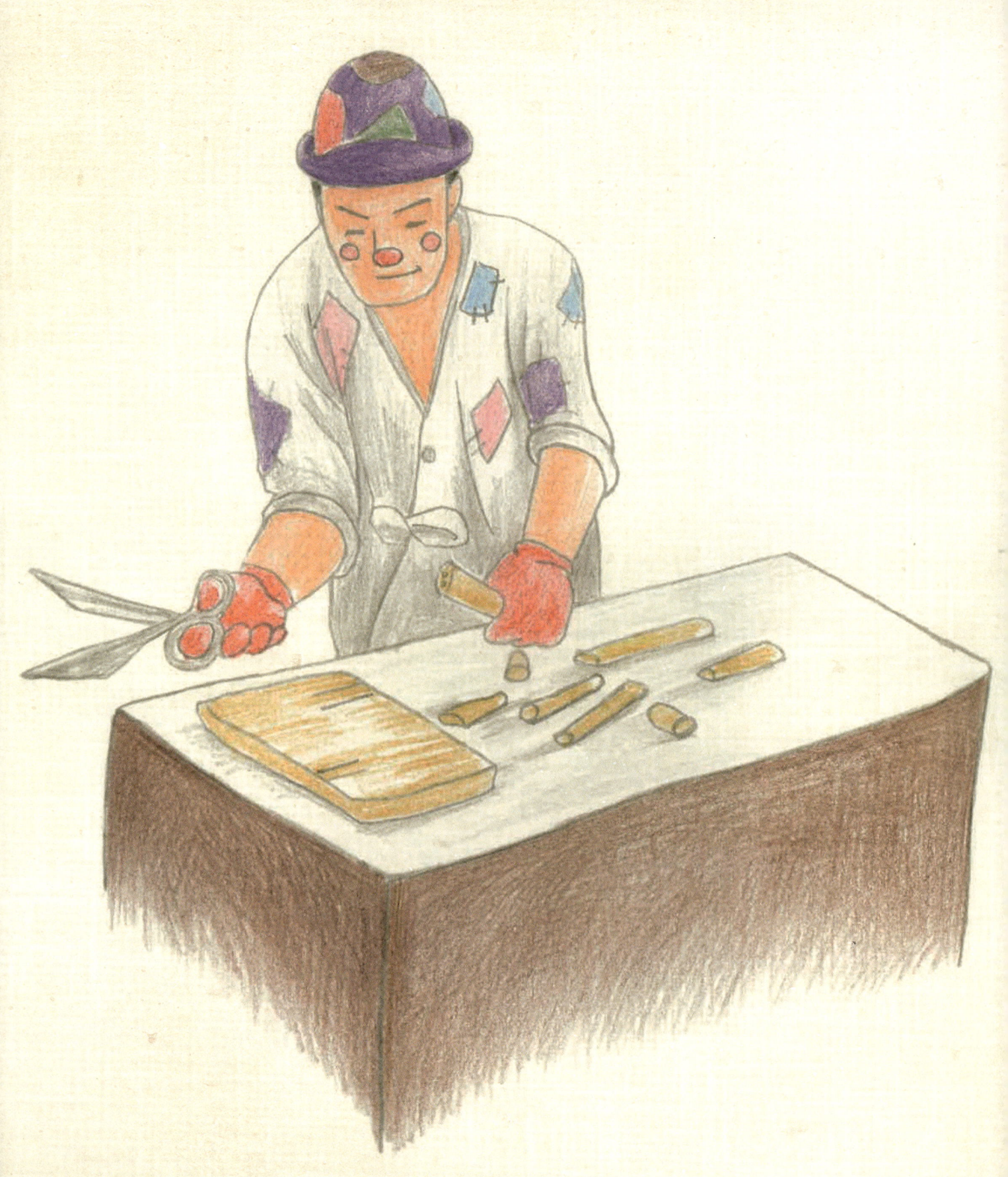

각설이 엿장수

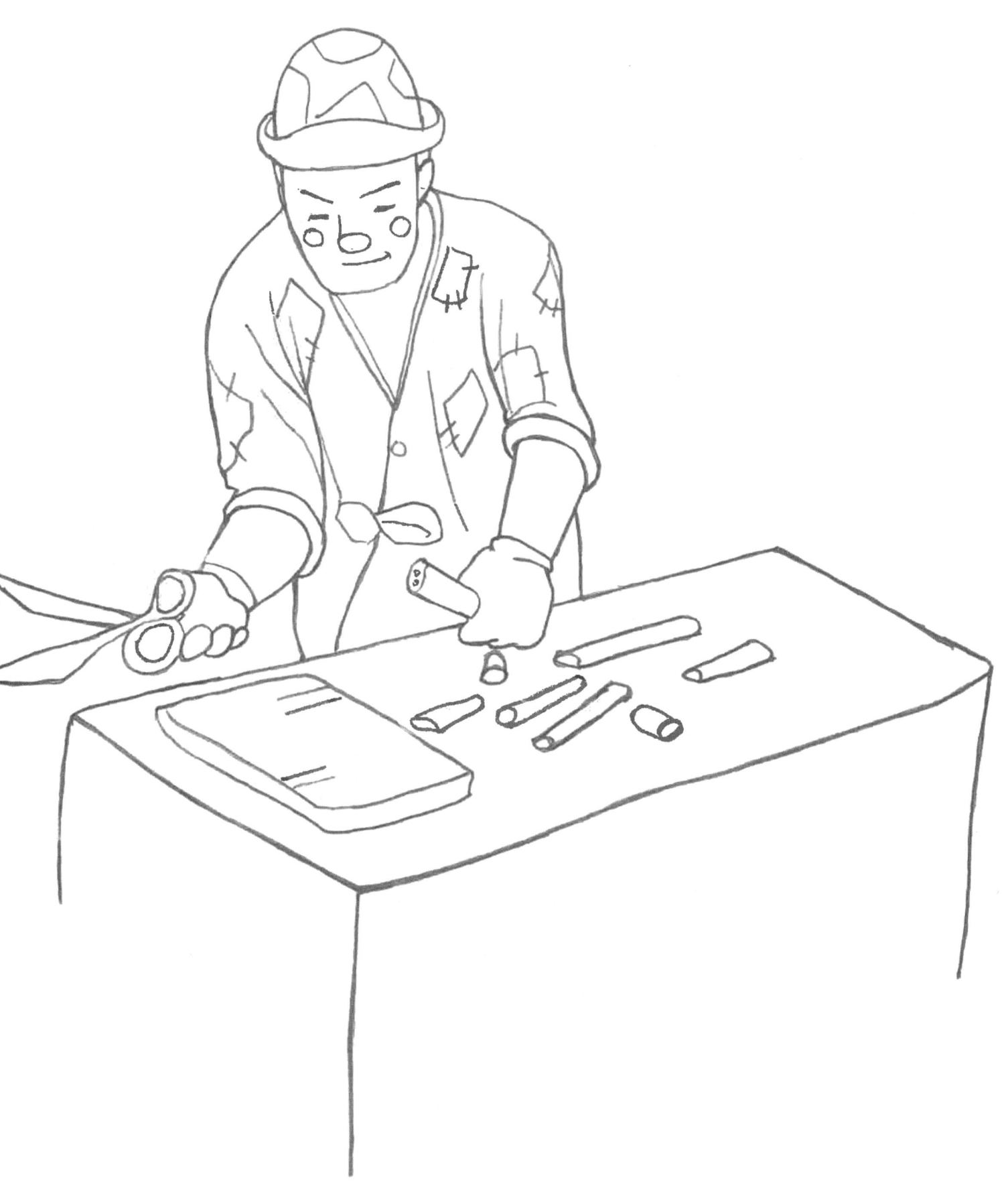

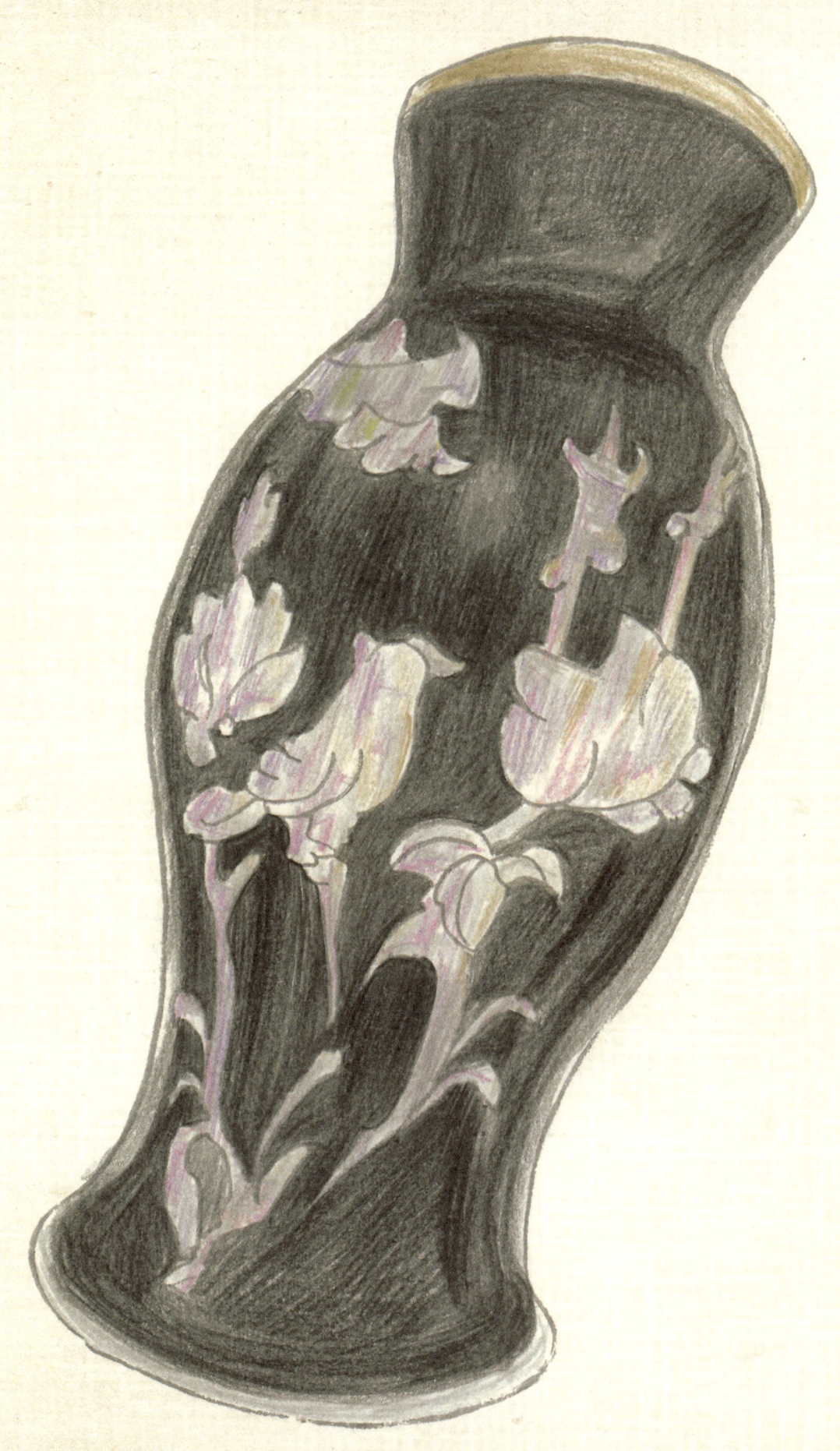

자개 화병

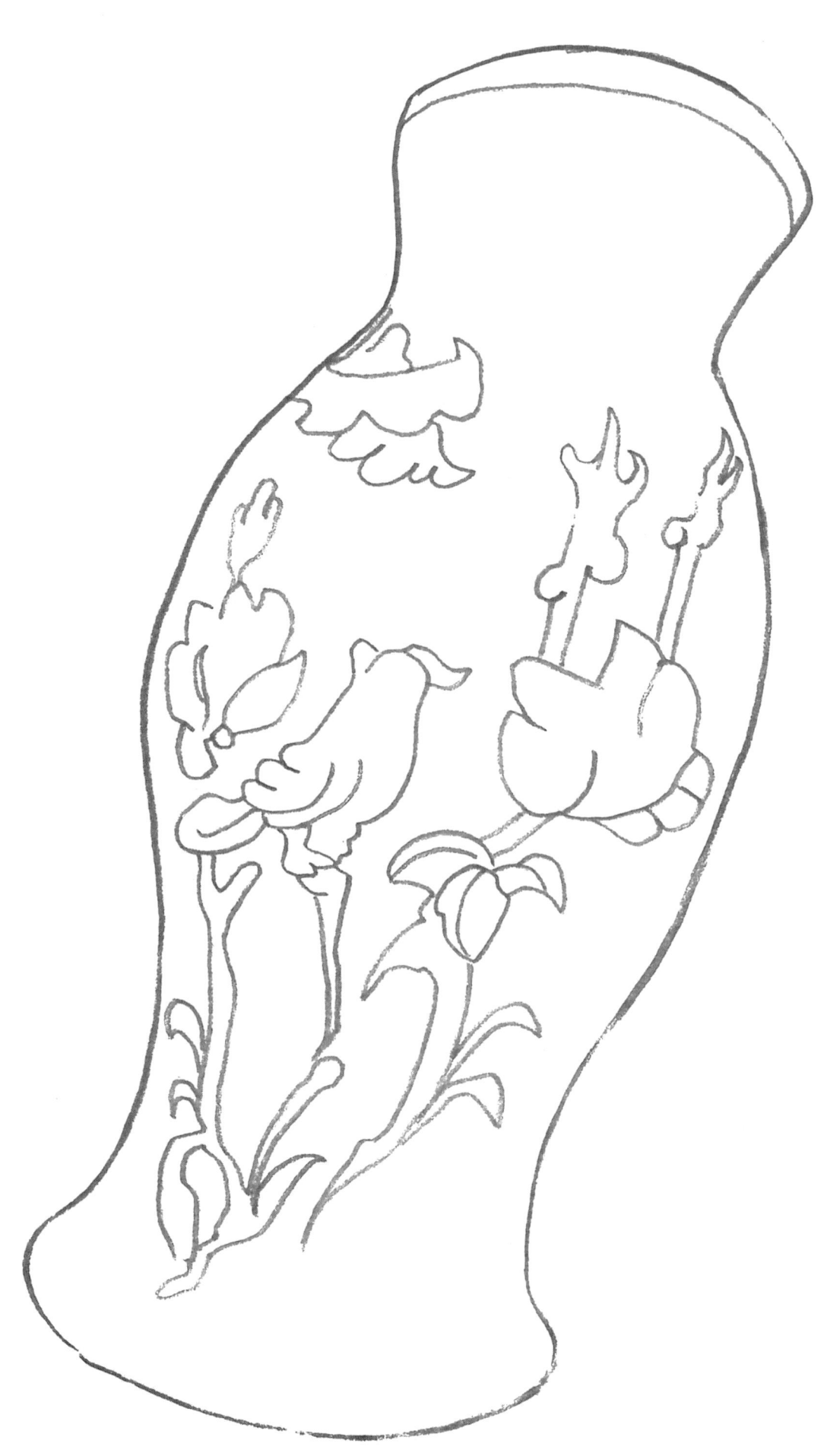

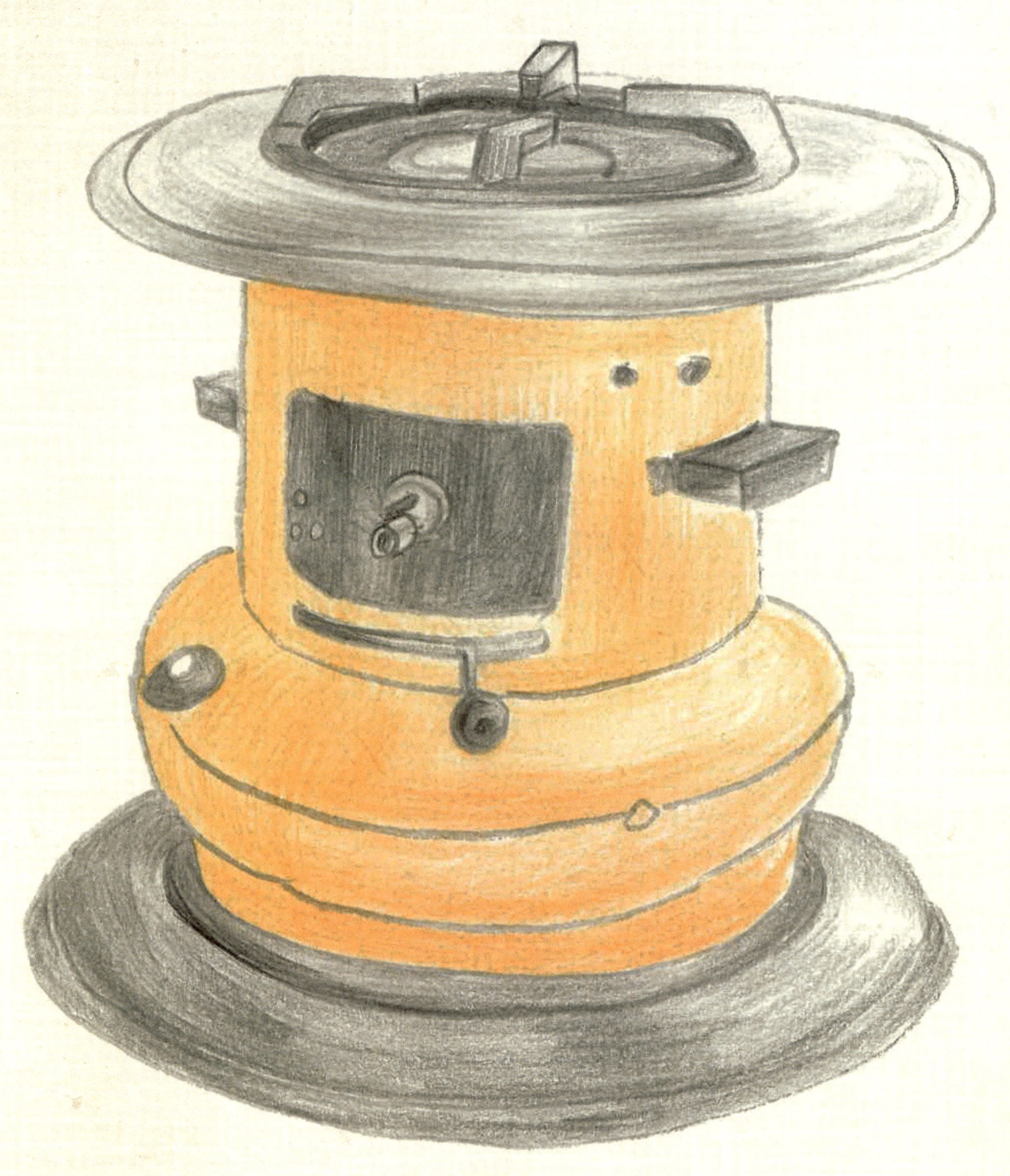

옛날 곤로

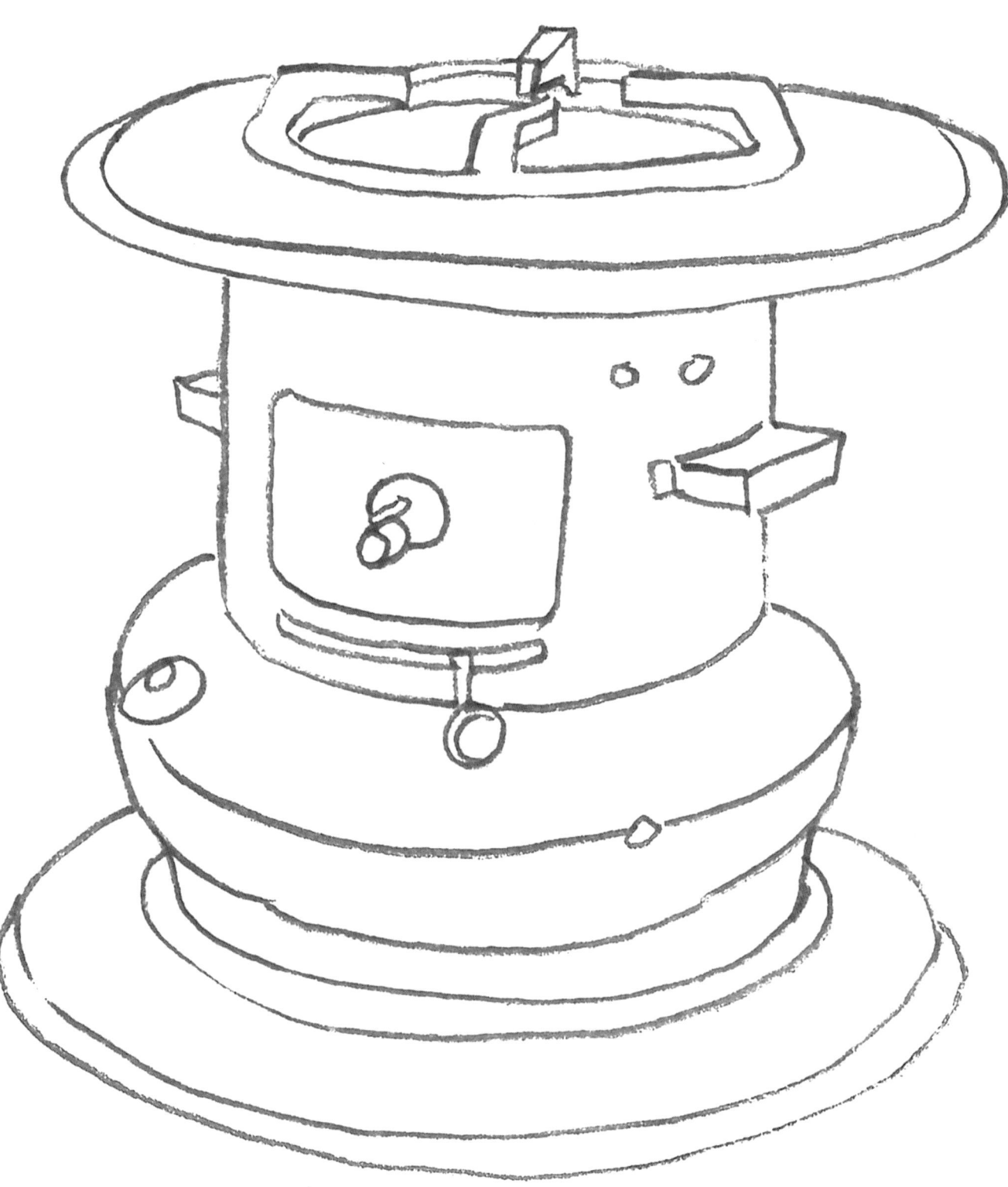

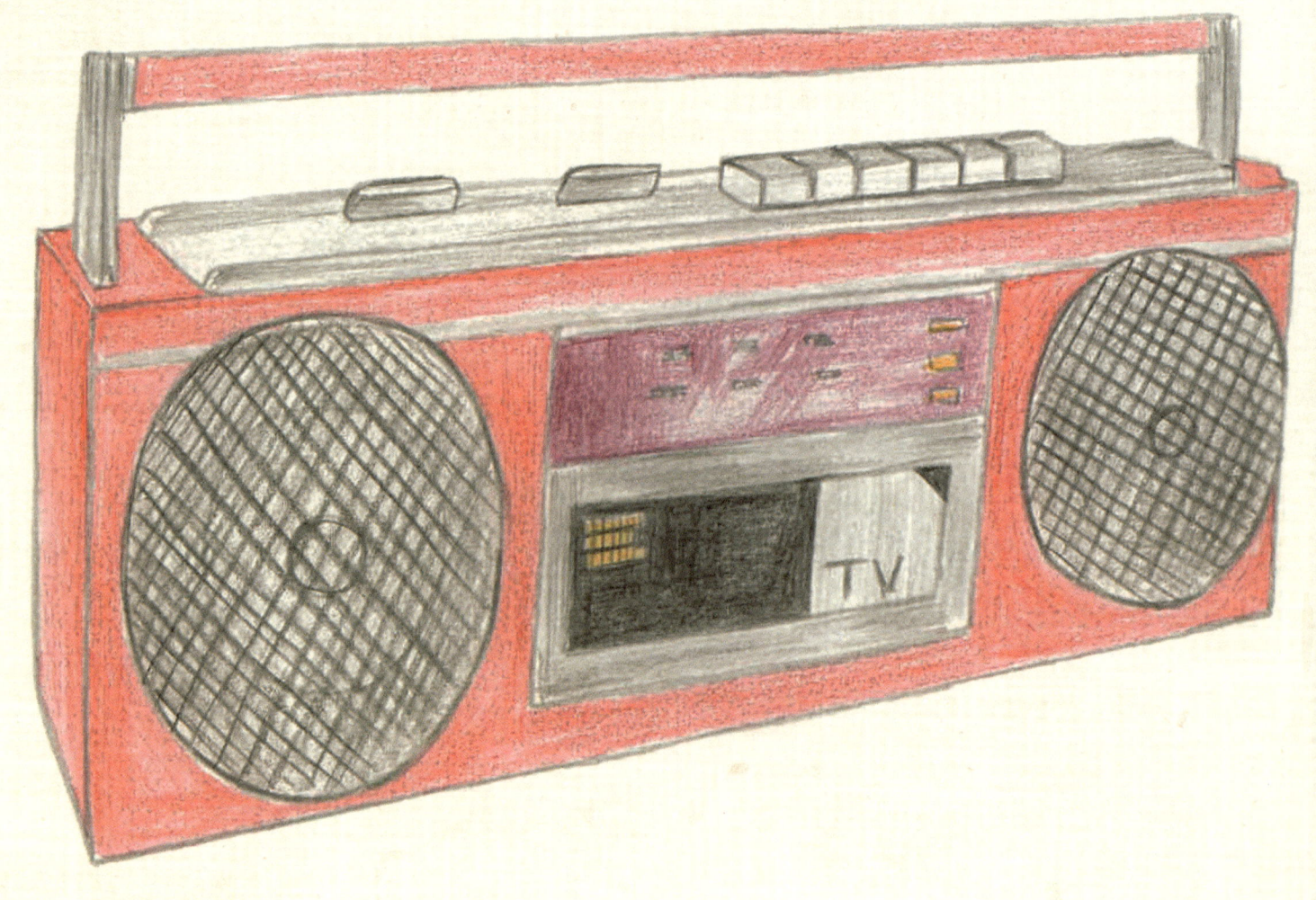

옛날 카세트

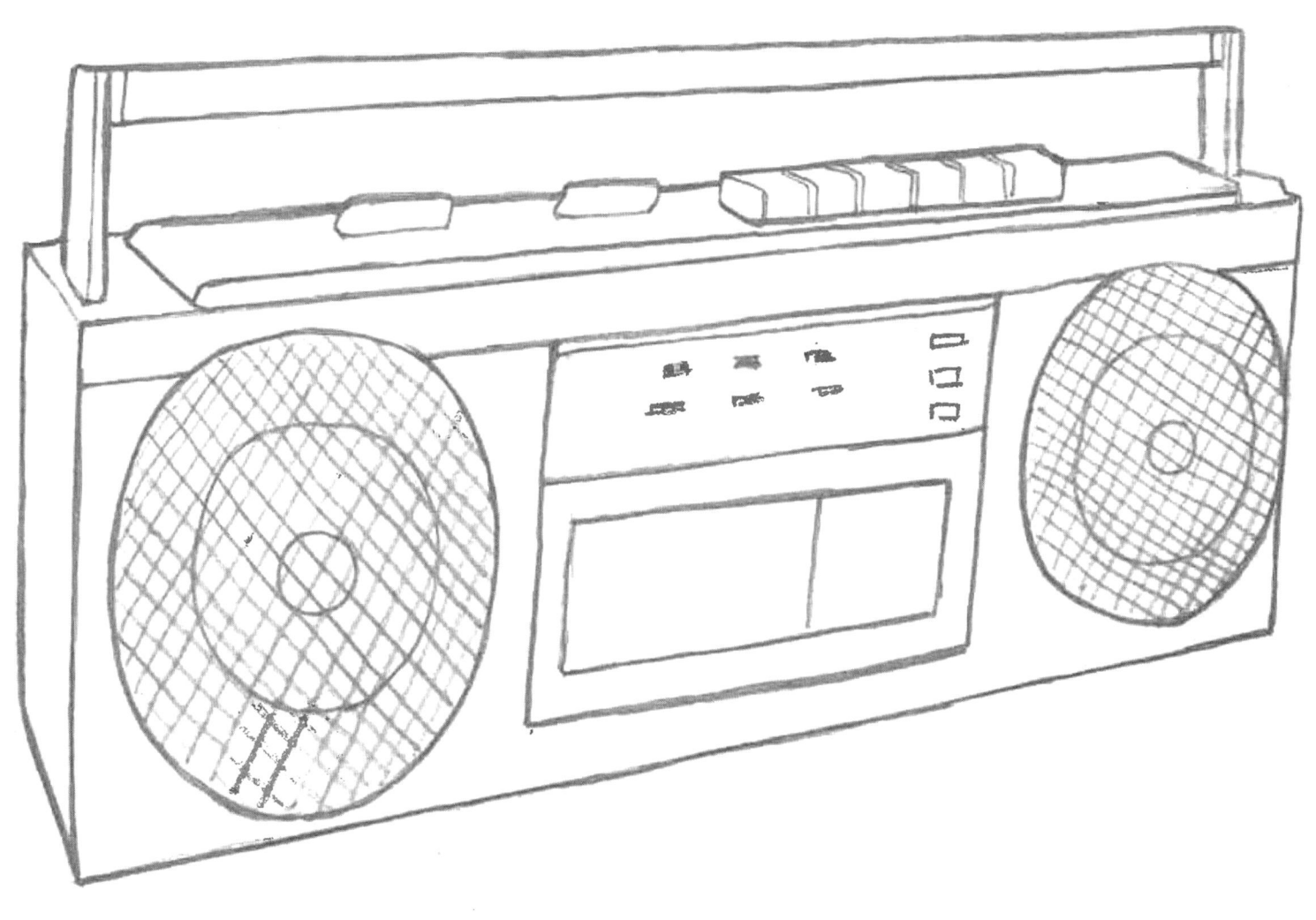

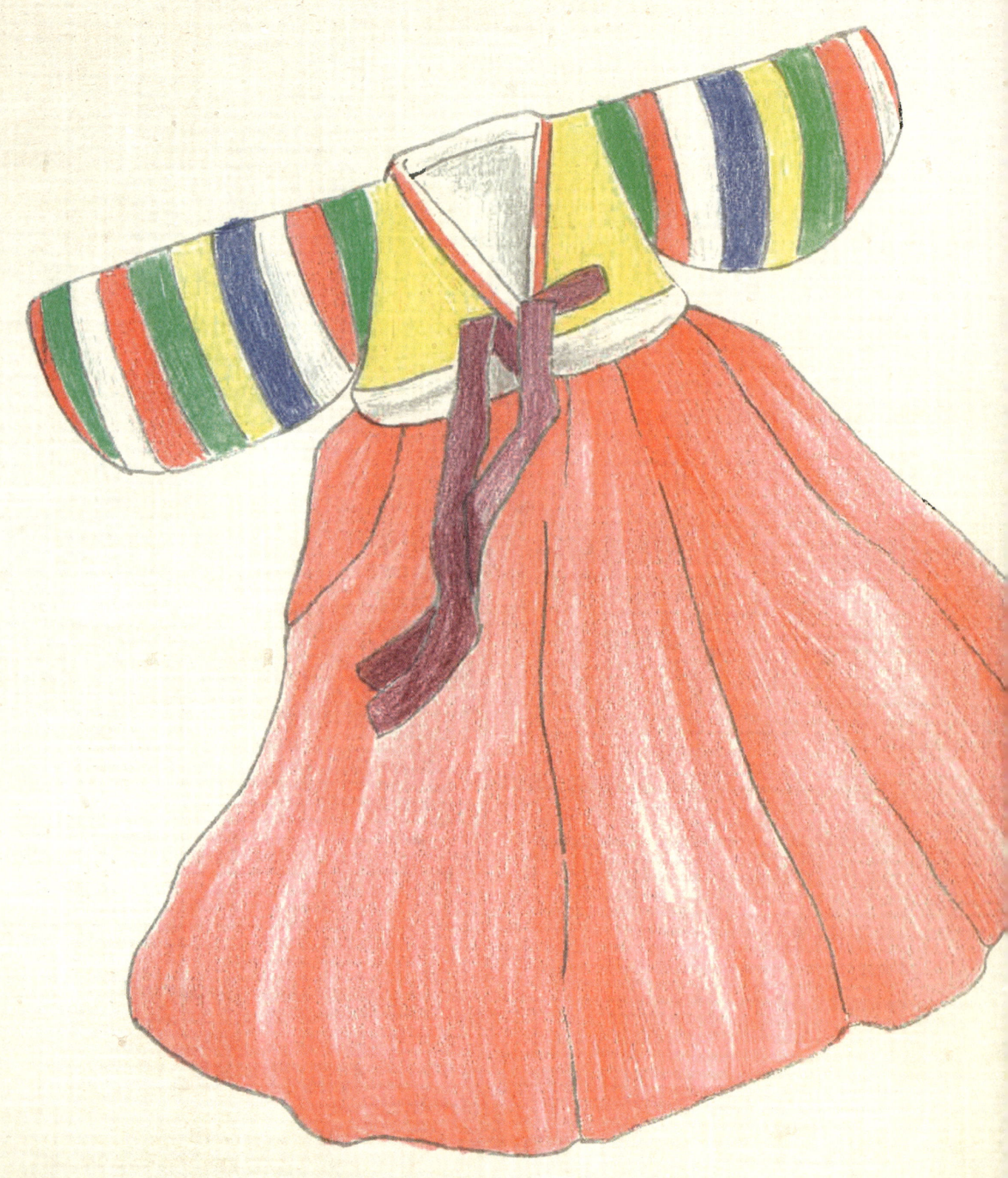

옛날 한복

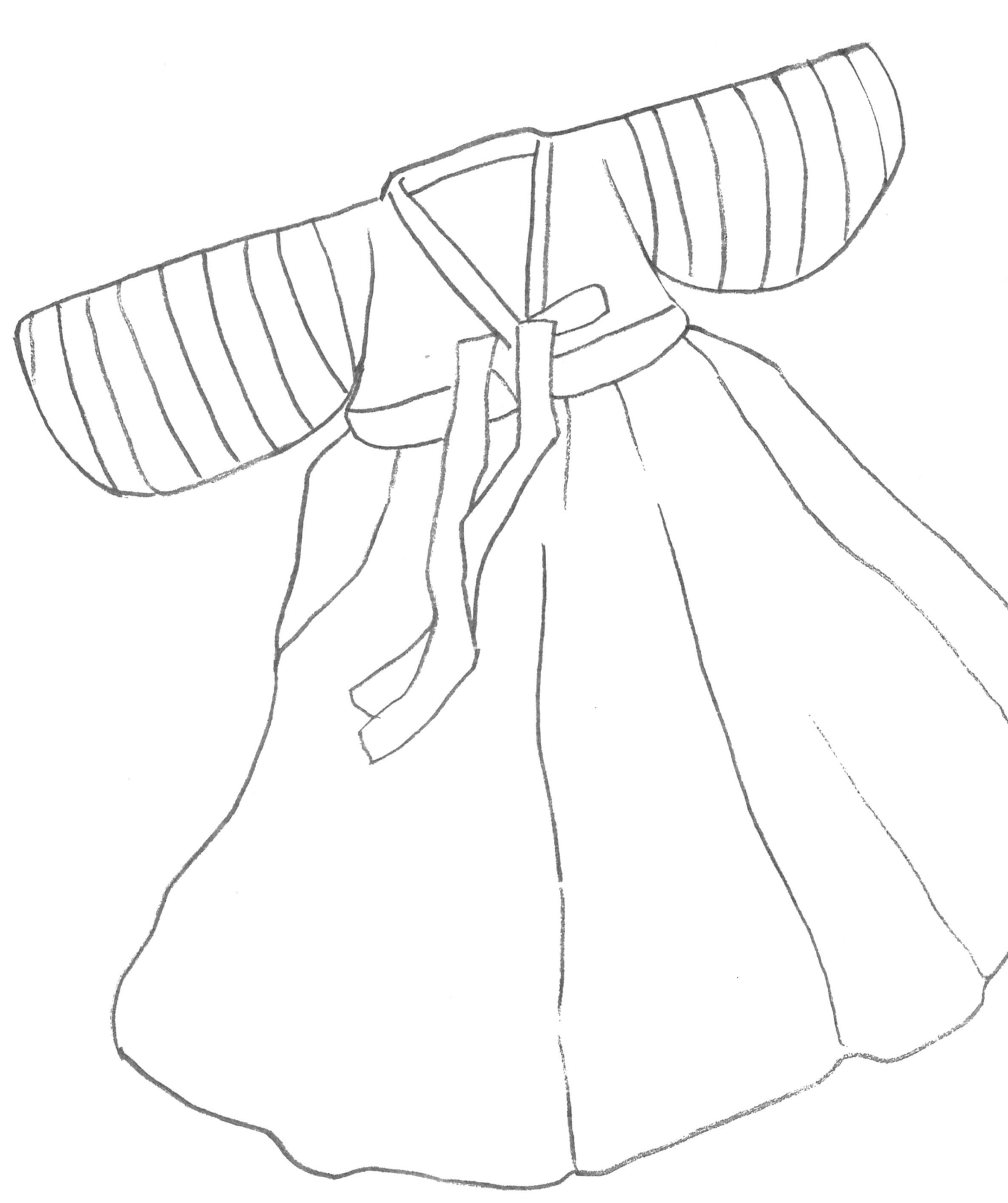

옛날 이불

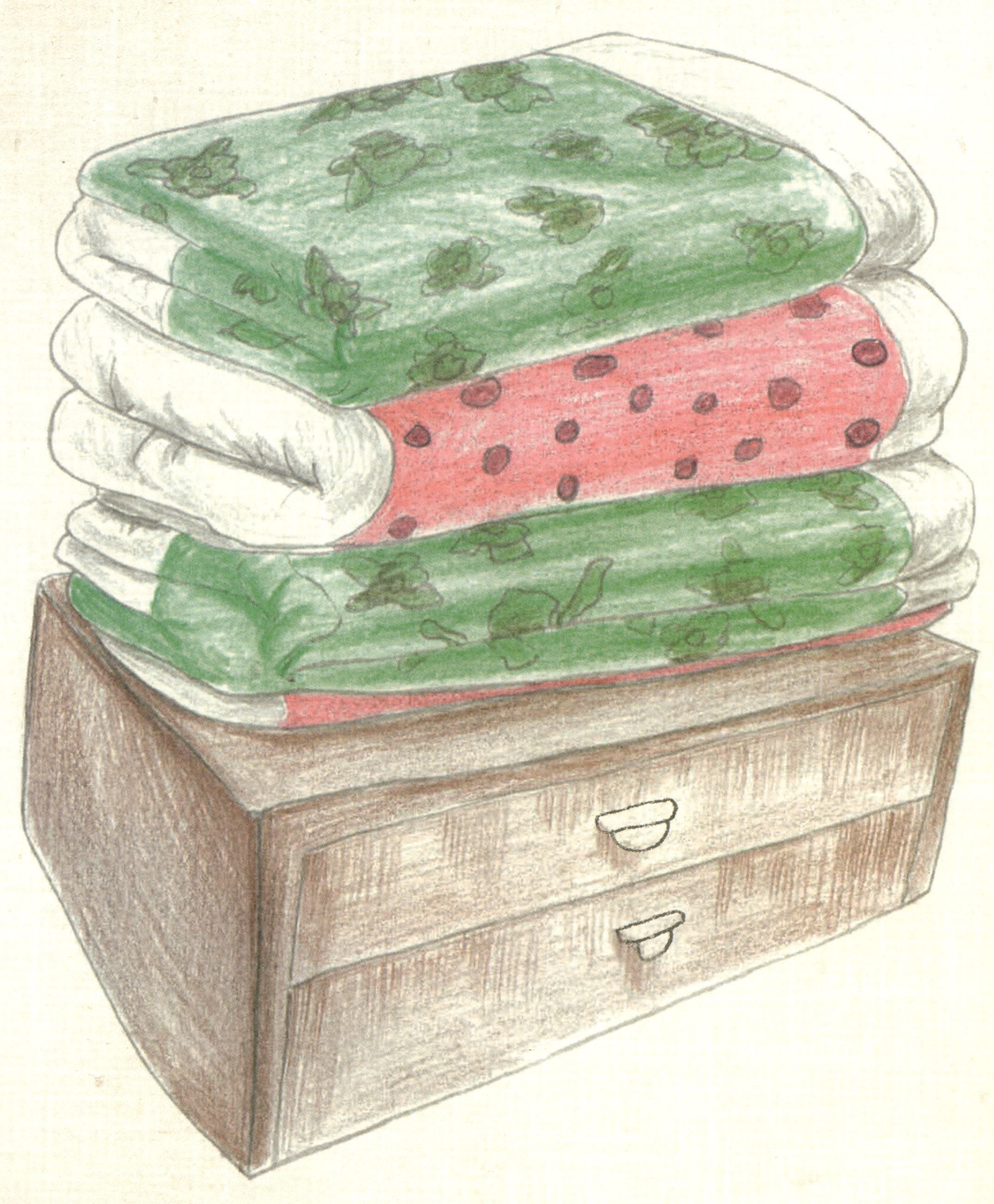

옛날 이불

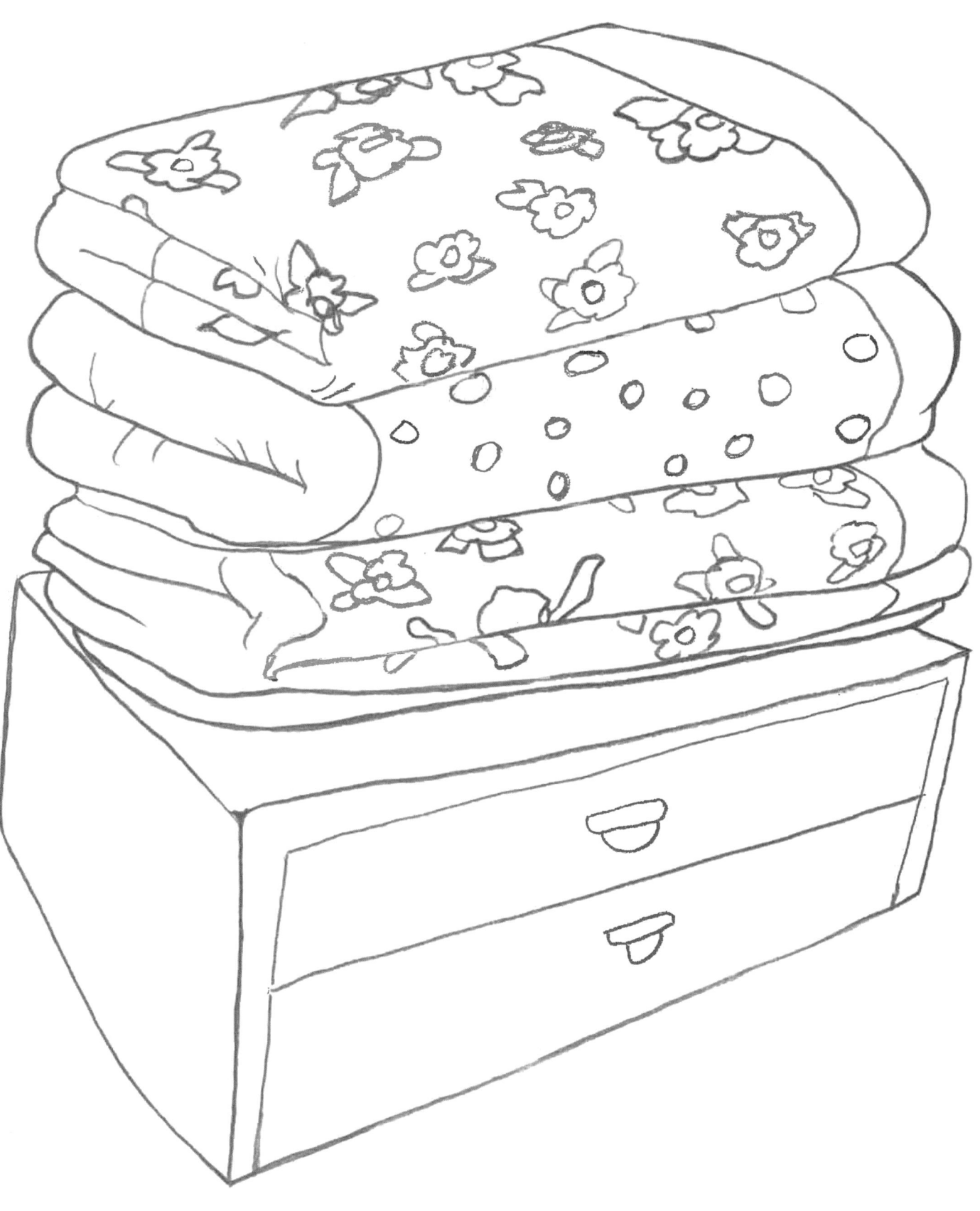

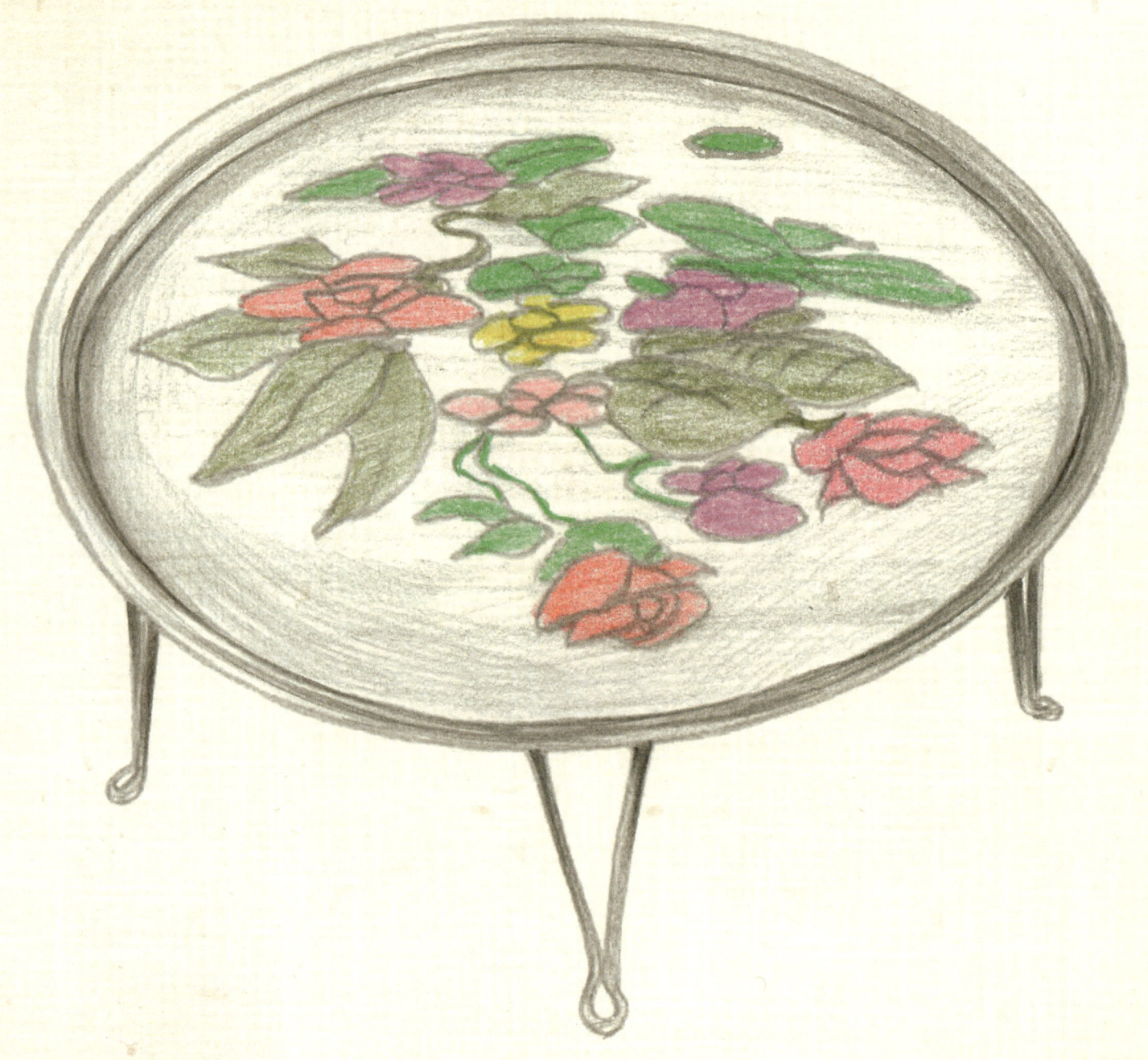

양은 밥상

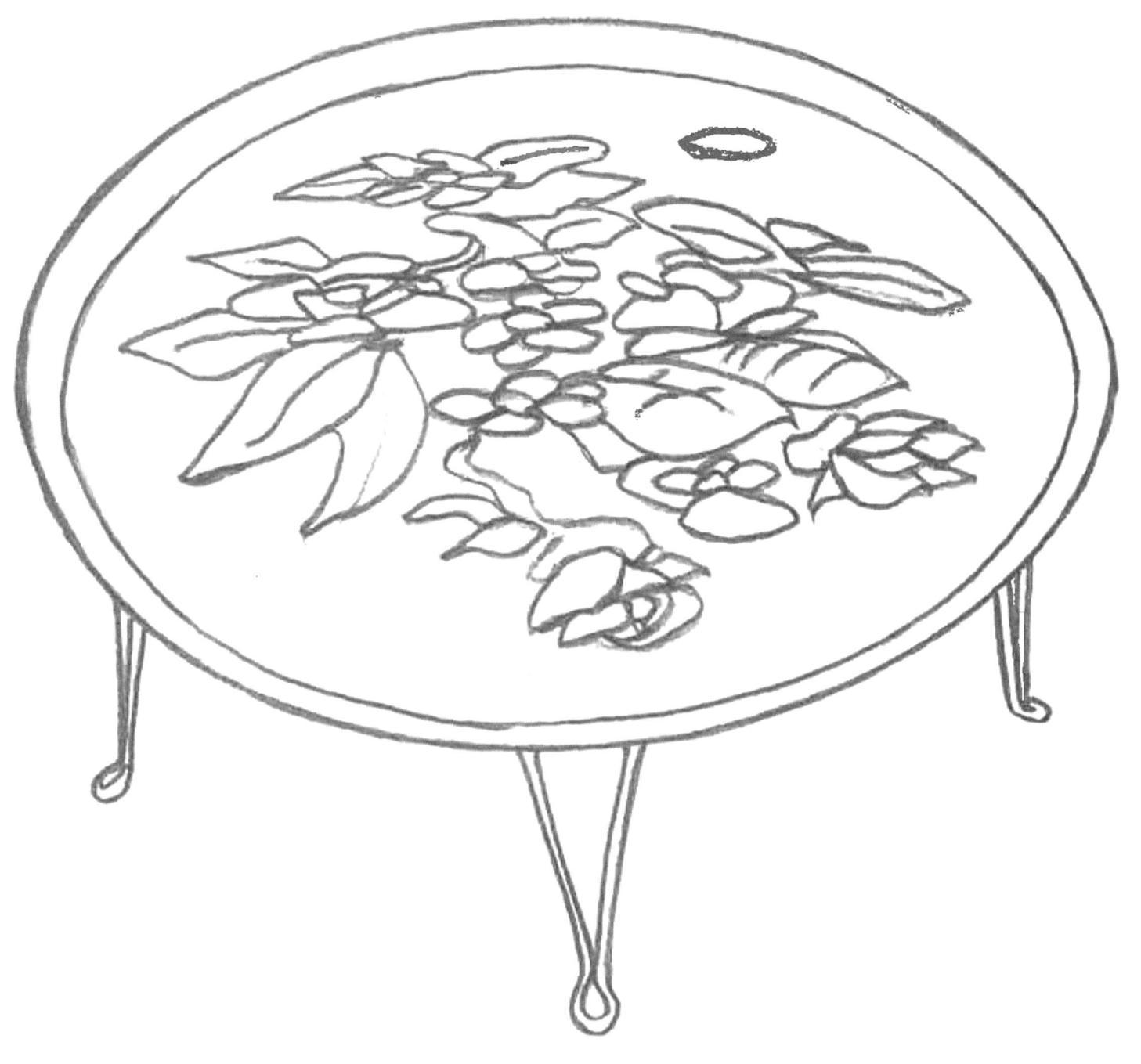

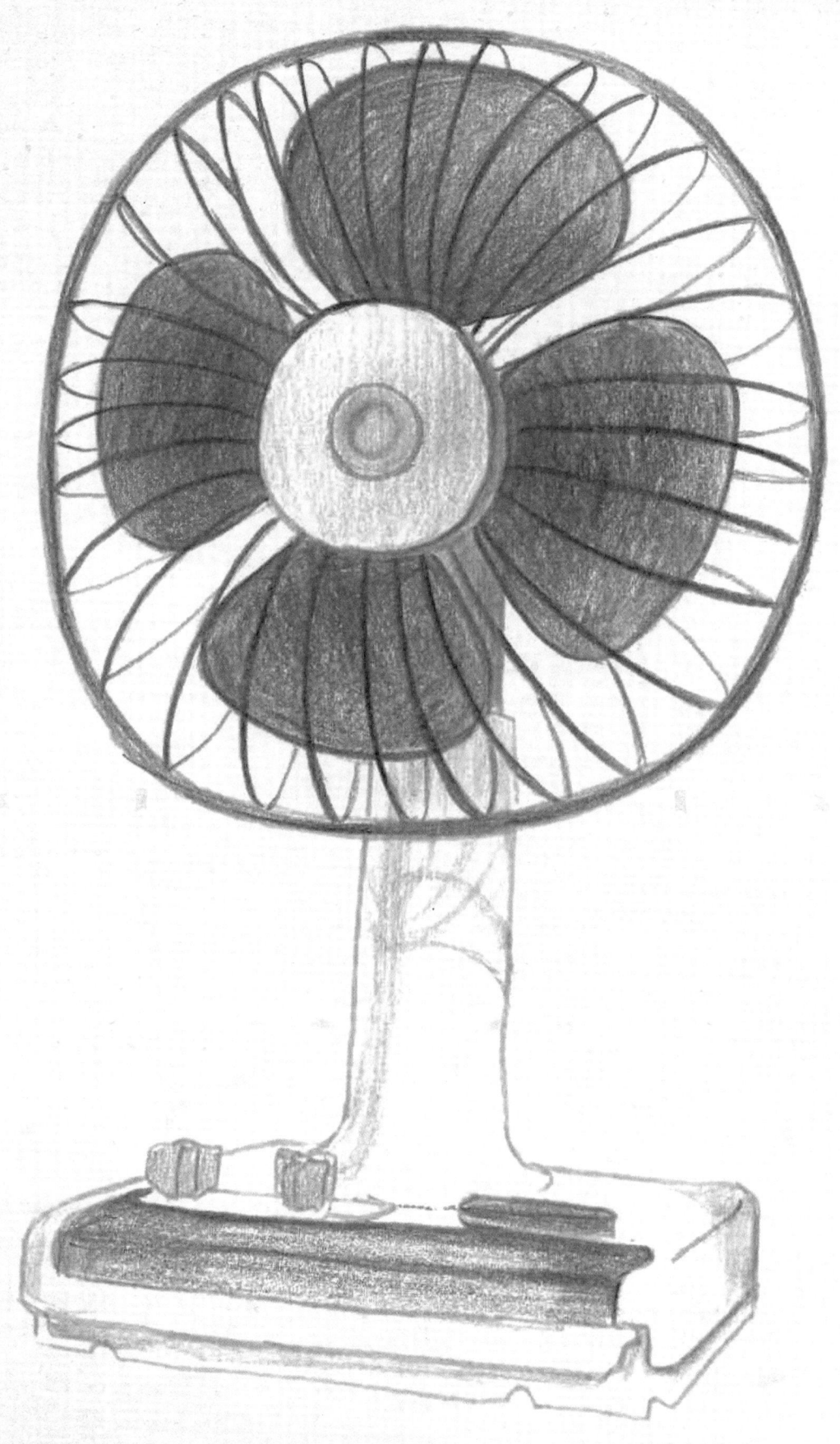

옛날 선풍기

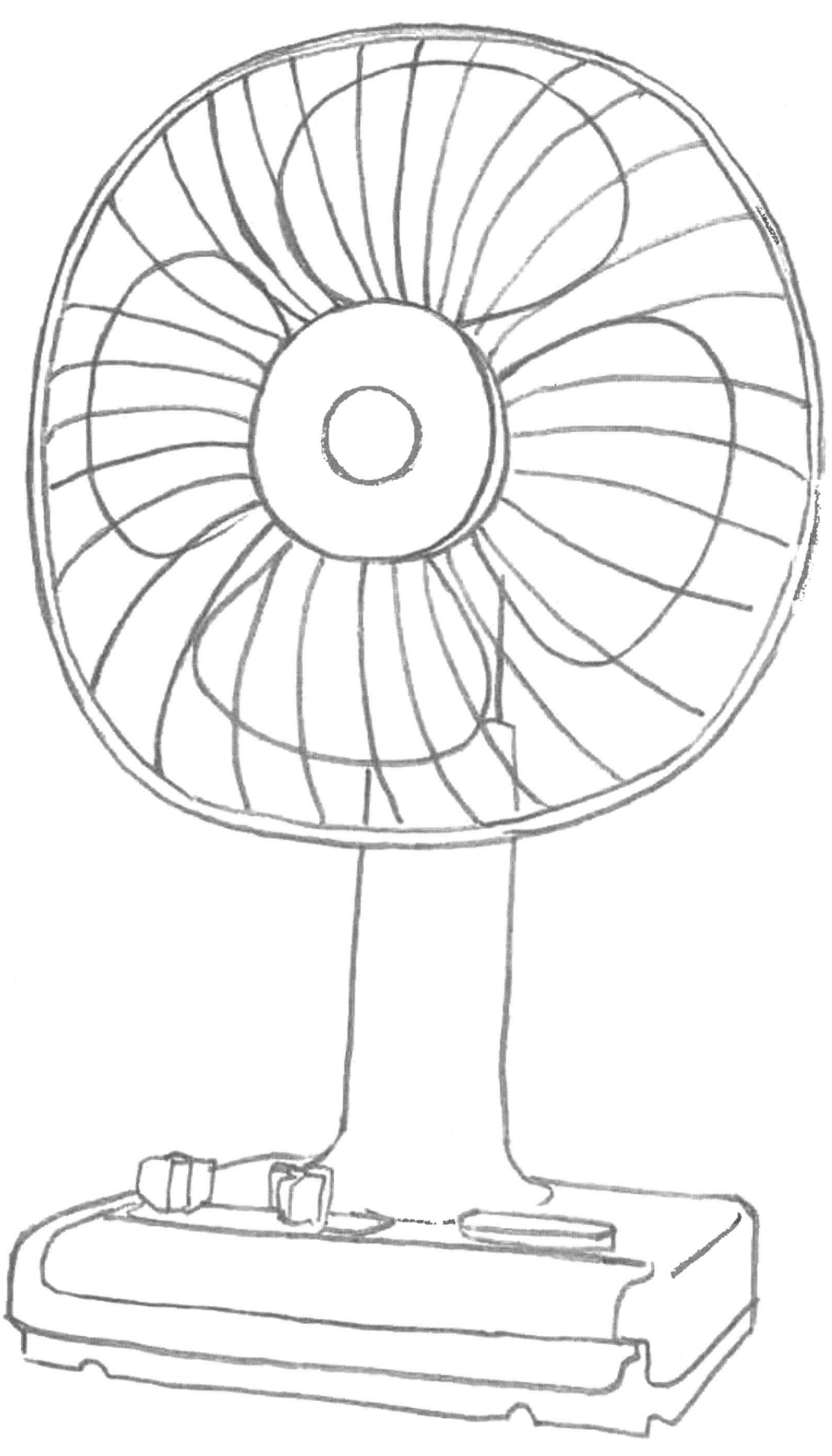

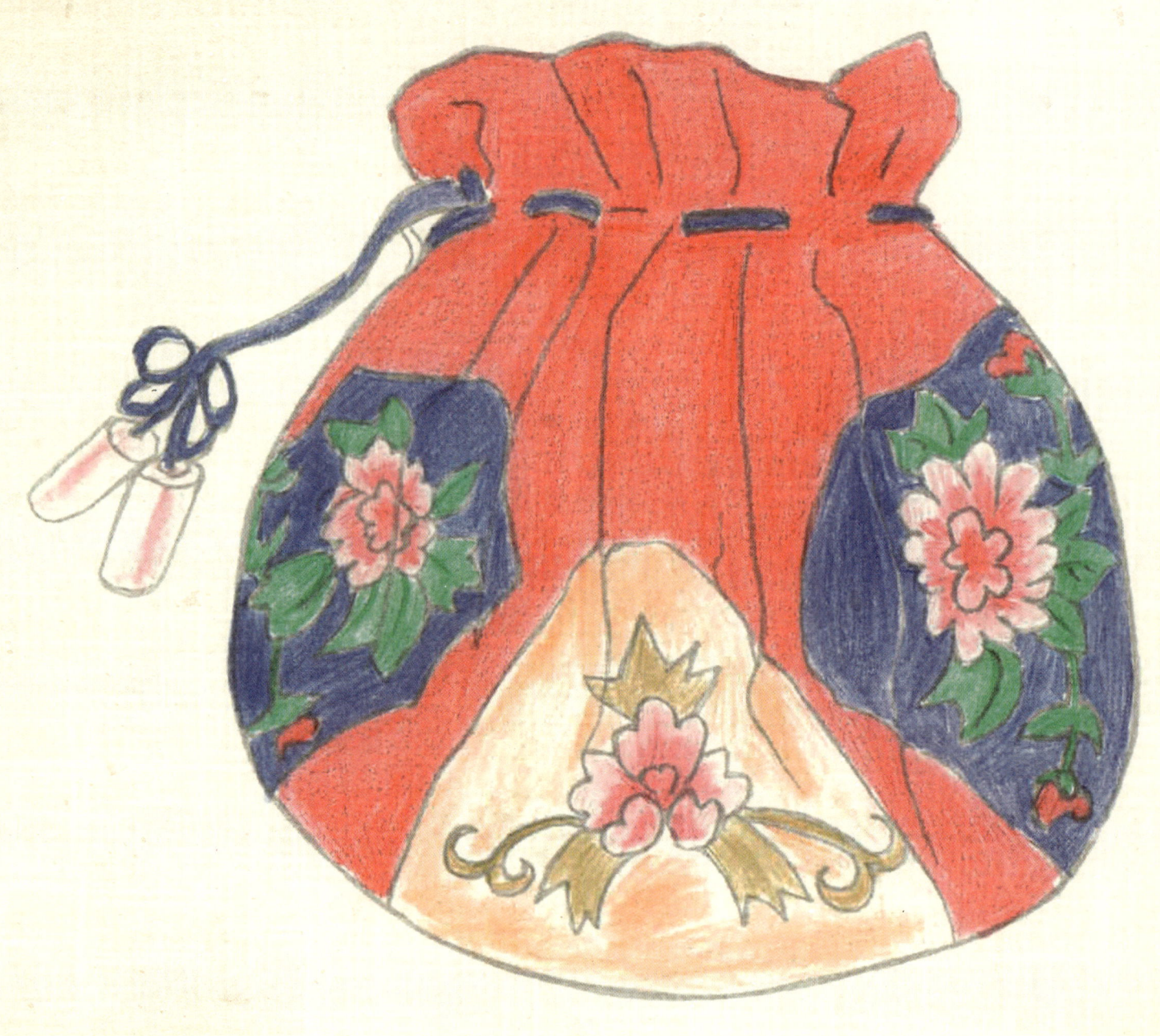

복주머니

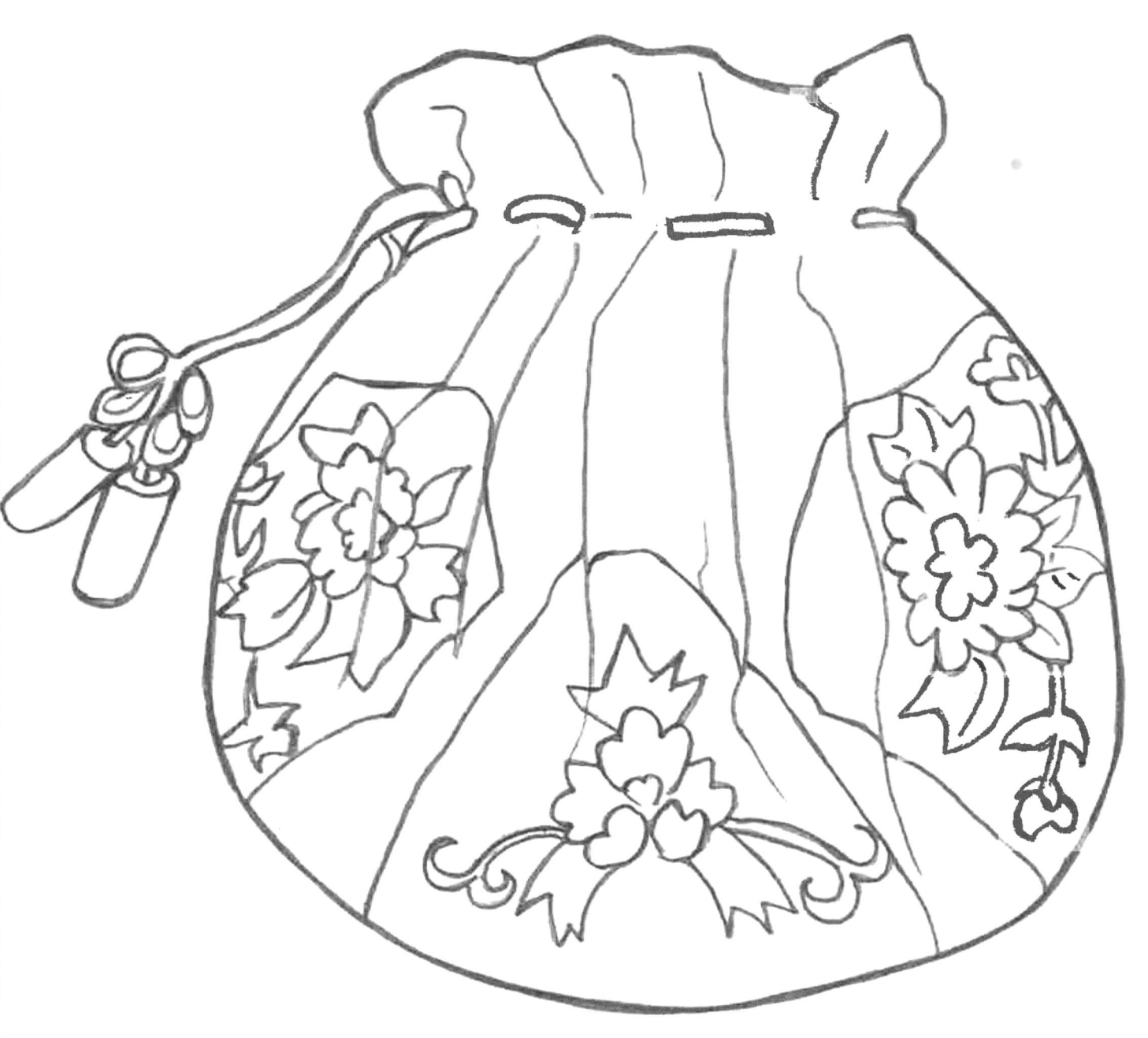

어르신 기억력 강화를 위한
색 칠 공 부
옛 추 억

발 행 일 : 초　판 1쇄 2022년 12월 13일
　　　　　개정판 1쇄 2024년 1월 5일

펴 낸 곳 : 지오마노아
펴 낸 이 : 박 지 호
그　　림 : 오 선 진
출판등록 : 2022년 11월 24일
쇼 핑 몰 : https://smartstore.naver.com/zio_manoah
주　　소 : 경기도 안양시 동안구 관양동 954-1, 평촌디지털엠파이어 B124호
전　　화 : 070.8064.8960
ISBN : 979-11-981093-9-2

가　　격 : 11,000원

이 책은 저작권법에 따라 보호받는 저작물이므로 무단전재와 복제를 금지하며,
이 책 내용의 전부 또는 일부를 이용하려면 반드시 지오마노아의 서면동의를 받아야 합니다.